# 1分間瞑想法

1 Minute Meditation

吉田昌生

Masao Yoshida

フォレスト出版

# はじめに

本書を手に取っていただき、ありがとうございます。
あなたは「瞑想」と聞いて、何を想像されるでしょうか？

瞑想は今、**グーグルやアップル、マッキンゼー……**などの超一流の企業や経営者だけでなく、**ミランダ・カーやアンジェリーナ・ジョリー**など、**超一流のモデルや女優、海外セレブ**なども実践する「新しい習慣」になっています。

中でも「マインドフルネス瞑想」は、心理学や脳科学を取り入れた、すべての姿勢、動作、呼吸を瞑想として捉えた「気づき」の瞑想法として注目されています。

本書では、あなたの思考や感情を整え、自分を磨く方法としてマインドフルネス瞑想をご紹介していきます。

しかし、もしかすると、こう思われた方もいらっしゃるかもしれません。

**「瞑想をやってみたことはあるけれど、なかなか続かなかった」**
**「瞑想がうまくできない。雑念ばかり浮かんでくるので、やめてしまった」**

瞑想を毎日の習慣にまで落とし込めている方はどのくらいいらっしゃるでしょうか。実のところあまり多くないかもしれません。

私の経験からすると、瞑想で挫折される方のほとんどが、

- **正しい瞑想のやり方、あり方がわかっていない**
- **10分、20分と瞑想を続けられない**

ことにより、一度試しにやった程度で終わられています。

そういった方は、瞑想を難しく捉えすぎているのかもしれません。

瞑想は難しいものではありません。もしもあなたが、瞑想で驚くほどの効果が得られていないのであれば、その原因は瞑想の正しいやり方とあり方を知らないだけでなく、単純に瞑想を続けられていないからです。

## 世界一簡単なマインドフルネス瞑想

瞑想は「一度やったら終わり」というものではありません。10分、20分といった長時間の瞑想でなくとも、続けることが大切です。日常生活において、歯磨きなどと同じレベルの習慣に落とし込むことで、初めて効果が表れます。

私は、精神的な不調和を経験したのをきっかけに、理想的な心と身体のあり方を瞑想、ヨガ、心理学などを通して研究してきました。インドをはじめ世界35カ国以上を巡り、様々な文化に触れながら各地の瞑想やヨガを研究し、取り入れ、実践・指導してきました。

そこで出会ったのが**「誰でも、簡単に、続けられる瞑想法」**です。

キモは、本書でお伝えしていく「1分間の瞑想」です。

**マインドフルネス瞑想をベースにした、日常生活ですぐにできる1分間の瞑想に取り組むことで、誰でも簡単に続けられる瞑想の習慣**が手に入ります。

本書の1分間瞑想法を日常生活に取り入れることで、

- イライラ、ムカムカといった感情をコントロールできる
- ストレスや疲れが軽減される
- メンタルが強くなる
- 思考が整理され、頭が冴える
- 集中力が高まる
- 考えるスピードやアイデアの質が高まる
- 自律神経が整う
- すぐに行動できるようになる
- 食欲や物欲などの欲求をコントロールできるようになる
- 自己肯定感が高まり、自信が持てるようになる
- ネガティブな思考が激減する

など様々な変化の体感が得られるはずです。

## 7日間で自分を変える1分間瞑想のステップ

本書は7日間のレッスンとして、7章立ての構成になっています。

**1日目の第1章では、「1分間瞑想法の基本」**をご紹介していきます。

**2日目の第2章では、「『気づく力』を高める1分間瞑想法」**を紹介します。マインドフルネスとは何か、気づくとは何か、というマインドフルネス瞑想の基本をマスターしていただきます。

**3日目の第3章では、「思考を整える1分間瞑想法」**をご紹介します。乱雑で整理されていない思考を整理し、気づきを得るためのマインドフルネス瞑想です。

**4日目の第4章では、「感情を整える1分間瞑想法」**をご紹介します。ネガティブな感情、不安やイライラなどが起こる原因を知り、そういった感情を浄化する考え方と瞑想法をお伝えします。

**5日目の第5章は、「身体を整える1分間瞑想法」**です。思考や感情などの内側だけでなく、外側の身体も整えていきます。気の流れ、血液の流れ、筋肉などを整えていくことで、自分の心身を磨き上げることができます。

**6日目の第6章では、「環境と人間関係を整える1分間瞑想法」**をご紹介します。実践すると、あなたの周りが変化し、毎日を充実して過ごすことができます。

最後の**7日目、第7章は「自分に自信を持つ1分間瞑想法」**です。最後の仕上げとして、自己肯定感を高める瞑想に取り組んでいただきます。

これらすべての瞑想に取り組んでいただければ、7日間で驚くほどの変化を感じることができるはずです。

胡座《あぐら》や座禅で行うものだけが瞑想ではありません。呼吸をすることも、思考をノートに書き出すことも、本を読むことだって広義の瞑想です。

**ぜひ、本書を読むにあたっては、瞑想をするようにリラックスし、呼吸を軽く意識しながら、読み進めてみてください。**

この本を通じてあなたが瞑想を習慣化できるようになり、新しい自分に出逢うことの一助となれば、著者としてこれほど嬉しいことはありません。

吉田昌生

第1章

# 1分間瞑想法の基本

第2章

## 「気づく力」を高める1分間瞑想法



第3章

## 思考を整える1分間瞑想法

## 第4章

# 感情を整える1分間瞑想法

第5章

# 身体を整える1分間瞑想法

第6章

# 環境と人間関係を整える1分間瞑想法

第7章

# 自分に自信を持つ1分間瞑想法

# 第1章

# 1分間瞑想法の基本

# なぜ、一流の人たちは、瞑想を取り入れるのか？

グーグル、インテル、マッキンゼー、ゼネラル・ミルズ、フェイスブック――今、欧米の多くの先進企業が「瞑想」を研修に採用しています。

また、故スティーブ・ジョブズ、ビル・ゲイツ、松下幸之助などの経営者、イチロー、ジョコビッチ、長谷部誠などのトップアスリートたちも瞑想を習慣にしていることも有名です。

もちろん、男性だけではありません。

ミランダ・カー、マドンナ、キャメロン・ディアス、ジェシカ・アルバ、ジゼル・ブンチェン、ニコール・キッドマン、ジェニファー・ロペス、アンジェリーナ・ジョリー、レディー・ガガ、ラケル・ジマーマン、アリ・ステファンズ……など、海外セレブや、スーパーモデルが「瞑想」を実践していることでも知られています。

多くの成功者やセレブが瞑想を習慣化するには理由があります。
スーパーモデルのミランダ・カーは、次のように発言しています。

**「毎朝、メディテーション（瞑想）しています。**
**心が落ち着いて穏やかな気持ちになって、子育てにしても家事にしても、豊かで有意義な1日を過ごすことができるのです」**

**「日々に感謝しながら、ポジティブに変化と向き合うことが大切。それ（瞑想や感謝の習慣）を続けるには、自己鍛錬と自覚が必要だけど、『楽しく幸せでいる』ということを、自分で選択することができるようになるのです」**

今、心の幸福・安定・豊かさとつながるために瞑想やヨガが、感度の高い女性の間で注目されています。

なぜ、東洋発祥といわれる精神鍛錬法がブームになっているのでしょうか？

理由はいくつかあると思いますが、そのひとつに、物質面で満たされても、幸せになれるわけではないということに、多くの人が気づき始めたことがあると思います。

実際に、近年の研究で、経済的な豊かさや物質的な豊かさは、個人の幸福度には、あまり影響がないことも明らかになってきました。

日本は豊かな国ですが、うつ病や自殺が増え続け、そこまでいかなくても多くの人がストレスや不安、心身の健康問題を抱えています。

表面的な快楽、お金や名誉や権力といった、これまでの幸福観に行き詰まりを感じ、物質的な豊かさだけでなく、精神的かつ本質的な内面の豊かさを追求し始める人が増えてきているように思います。

## 本当の美しさは、自分の内側から生まれる

「瞑想」は心を落ち着かせ、前向きな心を養い、心身を調和させます。心身が調和すると、その人本来の自然な美しさが、内側から輝き出します。

もちろん、ファッションやメイクで外側を美しくするのも大事です。

でも、外側の美しさのベースにあるのが、心のあり方なのです。


どれだけ表面をキレイにしたり、どんなにブランドものに身を包んだりしても、その人の心の内側は、雰囲気やオーラを通して人に伝わります。

たとえば、いつもイライラしていたり、妬みややっかみを持ちやすかったり、自分を責めたり、不安や恐れでいっぱいだったら――。きっと表情はかたく、雰囲気も暗く、魅力は半減します。


反対に、自分に自信があって、思いやりや感謝を感じる習慣を持ち、自分の好きなことをして輝いている人は、目の奥の輝き、凛とした姿勢、振る舞いも魅力的になると思います。

内側が満たされていると、表情も振る舞いも輝いてくるのです。

前述のミランダ・カーなど一流のセレブリティも、ファッションや食事に気を使うのと同様に、美しい心の状態をキープできるよう毎日、瞑想を実践しているのです。

# 瞑想で得られる13のメリット

瞑想をすると、感情に振り回されず、人にも自分にも優しくなれます。思考や感情を取捨選択できるようになるので、外側の物や人間関係などもより心地のいいものに整えたくなります。

それにより、不要になったモノや人間関係を手放し、よりシンプルに、より自分らしく生きられるようになるのです。

さらに瞑想を続けると、今やっていることに喜びを感じやすくなります。すべての日常体験の充実感が増し、幸福度も高まります。そうして満たされた状態が内面から輝く美しさや、魅力になるのかもしれません。

瞑想にはほかにも様々な効果がありますので、いくつかをご紹介します。

### ▼①ストレスが減る

瞑想を習慣化すると、今ここにある時間が増え、考えすぎることが減ります。ストレスを感じるような思考が減っていき、物事の受け止め方や考え方が前向きになるので、心が楽になります。

### ▼②身体が健康になる

瞑想を習慣化することで、心身が安定し、免疫機能が上がり、病気にもなりにくくなります。

### ▼③自然に痩せる

瞑想でストレスが減ると、ストレスによる食べすぎもなくなります。気づきのトレーニングによって、意識的に食べるようになるので、自然と食べる量も減っていくのです。

**▼④心身のバランスが取れ幸せを感じることが増える**

瞑想すると心が安定し、広がった感じや、つながった感覚になります。また、心が安定することにより、幸せを感じることが増えます。そして、思考と感情のバランスが取れ、無駄に悩み続けることが減ります。

**▼⑤願いが叶いやすくなる**

瞑想をすると頭の中が静まり、自分の本当の願望や価値観に気づきやすくなります。また、瞑想で変性意識状態をつくってから、望む結果をイメージすると願いが叶いやすくなります。

**▼⑥ポジティブになれる**

瞑想で自分と向き合う習慣が身につくと、ネガティブな思考のくせに気づけるようになります。すると、考えすぎるくせや、ネガティブな思考や感情を手放しやすくなります。

### ▼⑦ぐっすり眠れるようになる

瞑想をすると、睡眠の質が変わります。慢性的にストレスを感じていると、交感神経が優位になって、眠りにくくなります。瞑想をすることで、自律神経のバランスが整い、ぐっすり眠ることができるようになります。質のよい睡眠により、疲れも取れやすくなります。

### ▼⑧肌がキレイになる

ぐっすり眠れるようになると、肌が健康でキレイになります。また、瞑想で呼吸を意識することで、全身の血流もよくなり、免疫力、自然治癒力が高まり、若返り、本来のベストな状態へ調整されていきます。

### ▼⑨集中力が高まる

瞑想はひとつのことに集中する練習なので、目の前のことに意識を集中しやすくなります。瞑想以外のときでもその集中力は高まっていき、趣味やスポーツ、仕事、すべてのクオリティが上がります。

### ▼⑩ありのままの自分に自信が持てるようになる

瞑想で自分自身との関係がより親密になります。自分が感じている感情や欲求を受け入れていくと、ありのままの自分を受け入れられるようになり、自分という存在そのものを信頼できるようになります。

### ▼⑪豊かな人間関係を築けるようになる

瞑想をすると思いやりが深まり、人間関係がよくなります。自分の気持ちに寄り添うことで、他人の気持ちにも共感する力が高まり、他人ともよりよい人間関係を築くことができます。

### ▼⑫直感力が高まる

瞑想で、頭の中の雑念が静まると、直感やひらめきを受けとりやすくなります。日常生活でも自分が何に幸せを感じるのかに繊細になり、ワクワクに敏感になります。

### ▼⑬姿勢がキレイになる

１日１回、瞑想で姿勢を意識することで姿勢がよくなります。よい姿勢をキープする筋肉が目覚めるので、それ以外のときも、よい姿勢が習慣化されます。

これらは瞑想の効果のほんの一部分です。

瞑想に興味を持っていただくためにご紹介しましたが、瞑想中は、効果を期待しすぎないようにしましょう。

期待しすぎると、それが執着となって瞑想が深まりません。

これらの効果は、期待を手放して瞑想を続けることで、自然と得られるようになります。

# 続かない瞑想には意味がない

瞑想でもっとも大切なのが「習慣化」です。当たり前ですが、瞑想は1回やればいいというものではありません。

人生に瞑想を取り入れ、続けることが大切です。

幸い瞑想は、これ以上ないほどシンプルで簡単です。走ることや、筋トレをするよりもはるかに楽で、何の準備もいらず、お金だってかかりません。ただ姿勢を正し、呼吸を意識するだけです。

しかも慣れてくると、どんどん気持ちよくなります。だから、習慣化しやすいはずです。

そして、一度身につけてしまえば、一生使えるスキルになるのです。

ただ最初は、なかなか集中できず、雑念だらけになるかもしれません。

先に挙げたメリットが科学的に証明されていると知っても、「やったほうがいいのはわかるけど続かない」と思うかもしれません。

この本はまさに、そんなあなたのための瞑想本です。


まずは、**1日1分でいい**のです。

1分だけでもいいので、まずは習慣化することを大切にしてほしいと思います。

いきなり長い時間をやろうとすると習慣化しにくいだけでなく、続かないことで、自分を責めたり、罪悪感を感じたりする方もいるようです。

だから、1分間瞑想して終わりでもいいですし、もう少し長くやりたくなったら、10分、20分と引き延ばしていっても構いません。

でも、長ければ長いほどいいというものでもありません。長いかどうかよりも、続くかどうかです。

最初は小さな1歩でいい。大事なのは、習慣化していくことなのです。

## 瞑想は筋トレと同じ

瞑想を続けていくことで、集中力は少しずつ長続きするようになります。

これは筋トレと同じです。筋トレをする場合、本を読んで頭で理解しただけでは筋肉はつきませんよね。

実際にやってみる必要があるわけです。最初は筋肉痛になるかもしれません。しかし、毎日繰り返していくことで、その部分が強くなり、その負荷が当たり前になります。

瞑想も、はじめは雑念だらけで全然集中できず、イヤになるかもしれません。しかし、繰り返しやっていくと、気づく力(アウェアネス)が高まり、自然と集中が続くようになります。

やがて、日常生活のすべてに瞑想的な感覚が広がっていきます。

瞑想による小さな気づきを繰り返すことによって、人生で無意識に繰り返してきた思考や感情パターンに変化が起こります。

自動的に湧いてくる思考や感情をいろんな角度から見ることができるようになり、物事に冷静に対処しやすくなるのです。

悪い習慣が減り、よい習慣が増えると、自然に仕事や恋愛、健康、人間関係などがよりよい方向へ向かっていきます。


それは、一生もののスキルです。

だから、１分でいいから習慣化すること。

慌ただしい日常の中で、少し立ちどまって呼吸や心を観察する習慣を持つこと。

それが本書でお伝えしたいことです。

# 1分間、瞑想を続けよう

繰り返しになりますが、この本の目的は、瞑想を知識で伝えることではありません。

あなたが瞑想を習慣化して、人生を変えること。

意識を変容させ、人生を豊かに幸せにすることにあります。


では、続ける秘訣は何か？


スティーブン・R・コヴィー博士の『7つの習慣』（キングベアー出版）では、習慣は「知識」「スキル」「やる気」から成り立っていると書かれています。

「知識」は、何をするか？　なぜそれをするか？　を知っていること。

「スキル」は、どうやってするか？　の方法がわかること。

「やる気」は、それを実行したいという気持ちです。

「知識」「スキル」は、この本を読めば手に入ります。

問題なのは、「やる気」です。

とくに瞑想を習慣化するには、自分の「やる気」を継続させる工夫が大切です。今は、このような本を手にとって読んでいただいているぐらいなので、「やる気」があると思います。

でも、３日、７日、30日と経つとその気持ちも次第に薄れていくかもしれません。

そこで、瞑想を習慣化したい方のために「習慣化のコツ」をお伝えします。

## 瞑想を習慣化するシンプルなコツ

**習慣化のコツ１．ルールをつくる**
**習慣化のコツ２．ルールを守る**

習慣化するコツはこの2つです。シンプルですよね。

ここでルールをつくったら、無理矢理でもいいからルールを守るようにしましょう。

「1分でいいからやる」と決めることが重要です。大事なのは、0か1かです。1でもやれれば、それが習慣になります。


次に毎日やる時間と場所を決めることが大切です。

同じ時間、同じ場所でやることを習慣化してみましょう。


1日のうちいつやりますか？　朝7時くらい？　夜寝る前？

どこでやりますか？　ベッドの上？　机の前？　トイレの中？


ちなみに、私のオススメは、最初は、朝起きて自室でやることです。

朝起きて顔を洗って、お白湯やコーヒーなど、好きな飲み物を飲んで、トイレに行ってから、1分間瞑想をします。

毎日同じ時間と場所でやると習慣化するので、とくに努力はいらなくなります。歯磨きをするように、当たり前に続くようになります。３週間くらいコツコツ実践してみてください。一定期間やると習慣に変わります。


時間がなければ、空き時間を有効に活用してもいいと思います。

慣れてきたら、その決めた時間と場所以外で行っても構いません。

たとえば、電車の中で、ついついスマホを見たくなったら、呼吸に意識を向けてみるのもいいでしょう。


楽しみながらやるのもポイントです。

１分間呼吸だけを感じられるかどうかのゲームだと思ってみてください。

「今、ここ」に意識をつなぎとめる練習です。

ぜひ自分のパターンをつくり、瞑想を日常生活に取り入れてみてください。

# 短く、深く、瞑想する方法

## 1分間瞑想法の基本

ただなんとなく1分座るだけでもいいのですが、より深く瞑想するための基本があります。それは「調身」→「調息」→「調心」という3つを意識することです。

1 **調身＝姿勢を整える**

2 **調息＝呼吸を整える**

3 **調心＝心を整える（マインドフルネス）**

1

# 調身

東洋には、「心身一如《いちにょ》」という言葉があります。

人間の「心」と「身体」は別々のものではなく、本来ひとつのものという教えです。心の状態が変わると、身体の状態も変わり、身体の状態が変われば心も変わります。だから心を整えたければ、まず身体を整えることが大切です。


とくに「心」と「背筋」は密接に関係しています。

私たちはやりたいことをしているとき、自然に背筋が伸びます。

反対に、やりたくないことをしているとき、気分が落ち込んでいるときは、猫背になるものなのです。


だから、**瞑想の姿勢の基本は、背筋を真っすぐに伸ばすこと**です。

「身体」を整えると、「呼吸」が整いやすくなり、「身体」と「呼吸」が整うと、不思議と「心」も落ち着いていきます。

背筋を伸ばすと、体内のエネルギーがスムーズに循環していきます。下腹が軽く引き締まることで、内臓や神経が整います。また、胸が広がり呼吸もしやすくなります。

ヨガのポーズのことを「アーサナ」と言います。

「アーサナ」とは「安定」して「快適」な姿勢という意味です。


それでは、早速やってみましょう。読みながら一緒にやってみてください。

まず、座り方ですが、胡座《あぐら》でも正座でも、難しければ椅子を使っても構いません。

座っていても、立っていても、仰向けでも、「安定」して「快適」な姿勢であれば大丈夫です。

基本は、背筋を伸ばすこと。

背筋を伸ばして、胸を開いて呼吸を感じます。

上半身、とくに首や肩、頭、眉間の余分な力を抜いていきましょう。

手の平は上向きでも下向きでも、どちらでも構いません。

太ももの上あたりに置きましょう。

目は軽く閉じるか、半眼で1点を見つめるといいでしょう。

## 2 調息

呼吸は基本的に鼻で行います。
鼻から息を吸い、鼻からゆっくり息を吐きます。

私たちの呼吸は、背骨同様、心と密接につながっています。
心が落ち着いてリラックスしているとき、呼吸もゆったりしています。
また、呼吸をゆったりさせると、心をリラックスさせることができます。
瞑想に入る前に数回、深呼吸をするといいでしょう。

とくにざわつく心を静めたいときは、ゆっくりと息を吐くのがポイントです。吐く息はリラックスの神経（副交感神経）とつながっているので、ゆっくり吐くことを意識すると心が静かになりやすいのです。

あくまで苦しくない範囲で、ゆっくりと息を吐いていきましょう。
そして、吐く息とともに余分な緊張、力を手放していきましょう。

## 3 調心

調心ではマインドフルネスを行います。基本的には呼吸の感覚に注意（意識）を向けていきます。

ここで大切なのは「注意の質」です。

ここでは、呼吸は操作せず、「注意の質」のほうを重視します。

今、自分が呼吸をしていることを自覚していることが大切です。

今、どんな呼吸をしているのか、リアルタイムに気づいている状態に切り替えます。

「調心＝マインドフルネス」に関しては、のちほど詳しく解説します。

# 1分間瞑想法の基本

①調身…姿勢を整える(背筋を伸ばす)
②調息…呼吸を整える(鼻で腹式呼吸)
③調心…心を整える(マインドフルネス)

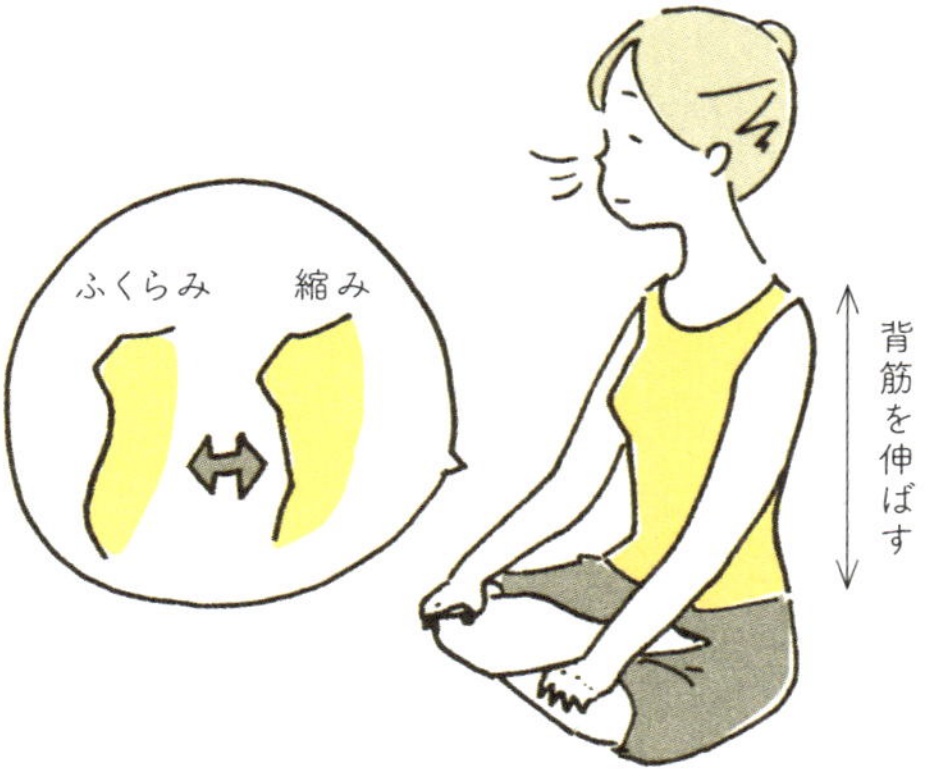


背筋を伸ばして座りましょう。
呼吸は鼻から吸って、鼻から吐くのが基本です。
呼吸の感覚に意識を向け、お腹がふくらんだり、縮んだりするのを観察してみましょう。

**1分間マインドフルネスで瞑想しよう**

思考リセット

# ハミング瞑想

1 背筋を伸ばして座り、深呼吸を3回繰り返す

2 鼻から息を吸う

3 吸い切ったら、できるだけゆっくり鼻から息を吐く

4 これに声をつけて、ハミングを1分間繰り返す

ハミングをしながら行う瞑想です。声を出すことで、自然とゆったり息が吐けるようになります。また、雑念が浮かびにくくなるため、初心者にもオススメです。

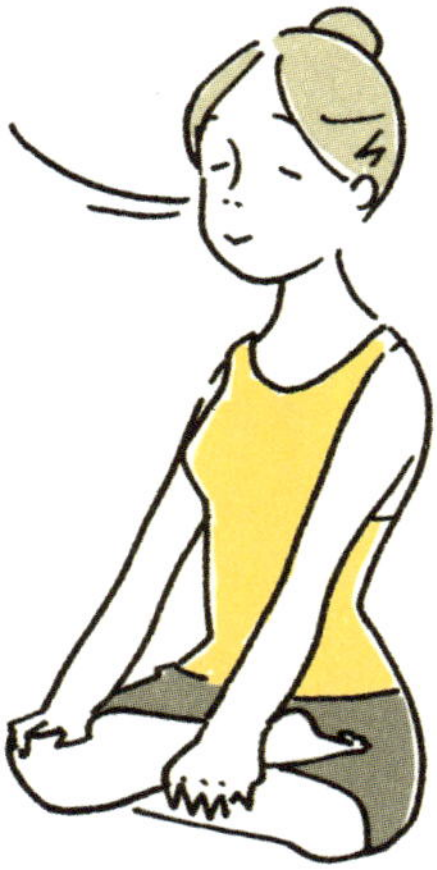

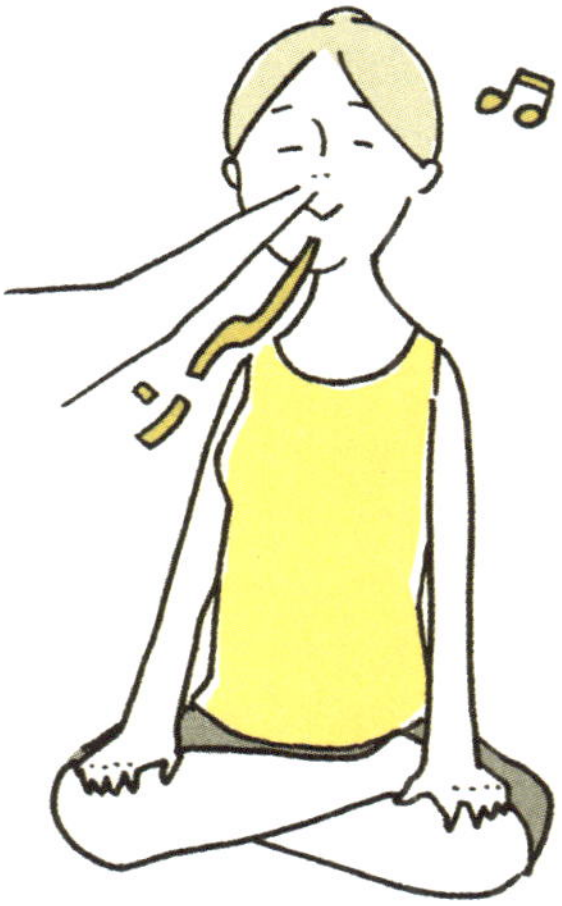


コツは、振動を感じることです。１分間ハミングをし終わったら、数回深呼吸をしながら、振動の余韻を感じてみましょう。

また、息を吐き切ることも大切です。

声の高さは自由です。気持ちのいい範囲で行いましょう。

**効果**

- 声を出すことで、自然とゆっくり息が吐ける
- 声を出して、その音に意識を向け続けることで、自然と頭が空っぽになる
- 初心者の方でも感覚に集中しやすく、頭の中が静かになりやすい

# 第2章

# 「気づく力」を高める1分間瞑想法

# マインドフルネスという気づきの瞑想法

本章は、「気づく力」を高める1分間瞑想です。
気づきは、瞑想におけるもっとも基本的で、ある意味奥義ともいえる概念です。

- 嫉妬
- イライラ
- 不安
- ストレス
- 混乱
- 無力感
- 自己嫌悪

などは、気づくことでほとんどが解決されます。

この「気づき」を養うための瞑想が、「マインドフルネス瞑想」です。

**マインドフルネスは、「今」という瞬間に常に注意を向けて、あるがままに観察する「気づきのトレーニング」です。**

まず、マインドフルネスという言葉を簡単に解説します。

マインドフルネスの第一人者、マインドフルネス研究所所長のジョン・カバットジン教授は、次のように定義しています。

「瞬間、瞬間の体験に対して、今この瞬間に、判断しないで、意図的に注意を払うことによって実現される気づき」

つまり、

**「今、ここ」＋「ジャッジしない」＝「気づいている状態」**

この「気づく力（アウェアネス）」がマインドフルネスです。

では、「今、ここ」と「ジャッジしない」とは、どういうことなのでしょうか。

## 「今、ここ」＋「ジャッジしない」

マインドフルネスは、簡単に言うと「今、ここ」にある練習です。あなたの思考が、未来や過去にさまよっていることに気づいたら、今この瞬間に意識を向けていきます。

私たちは「今、ここ」にあるときと、「今、ここ」にないときがあります。というより、「今、ここ」にある時間より、未来のことを考えているか、過去のことを思い出していることがほとんどであることに気づくかもしれません。

マインドフルネスは繰り返し繰り返し、「今、ここ」に意識を向けていき、「今、ここ」にある時間を増やしていく取り組みです。

「ジャッジしない」とは、評価や判断を入れずに、ありのまま観察することです。

「よし、瞑想するぞ！　今、ここに集中しよう」と思っても人の心は移ろいやすく、いつの間にか妄想していることに気づくかもしれません。

「あ～雑念だらけでダメだ」

「お、今日は調子がいいぞ！」

これもジャッジです。

そもそも私たちの心は、ジャッジするのが仕事のようなものです。

心は、五感で感じたものや起こった出来事を、裁判官のように瞬時に判断します。初めて出会った人に対しても、過去に出会った人や、これまでの経験、知識から、自分にとってどれくらい価値があるのかを計り、無意識に判断しています。

このように反応し続け、判断することで、世界や目の前の人をありのまま見ることが難しくなっているのです。

マインドフルネスで大事なのが、この無意識のジャッジをあえてしないこと。

つまり、目の前で起こったことに「いい、悪いを判断しない」「言葉で意味をつけたり解釈したりしない」ということです。

瞑想中は、湧いてくる雑念やかゆみや痛みなど、外側の刺激に対して、イライラで反応しないようにしましょう。

# 「気づき」とは何か?

ではそもそも、「気づき」とは何なのでしょう? たとえば、あなたが目をつぶり、瞑想を始めたとして、いろんな考えが浮かんでくるでしょう。

「あ、お腹がふくらんだ」
「お、足がジンジンしてきたぞ」
「頬がかゆくなってきた」
「このあと何を食べようかな」
「今、頭の整理ができていないな」
「となりの犬がうるさいな」
「瞑想が深まってきたぞ」

「あ、これがジャッジしてるってことか」

といったような感じで、瞬間、瞬間に意識を向けていくと、普段は気がつかない様々なことに「気づき」ます。

これを心理学では**「無意識の意識化」**と言います。

身体の感覚であったり、痛みを訴える声であったり、未来に対する期待だったり、過去に対する後悔だったりします。

普段はなかなか自覚できていない無意識の闇に、意識の光が当たっている状態です。

自動的に湧いてくる思いや考えも受け流し、客観視し続けていくと、頭の中の声とは別の「ただ俯瞰して目撃している自分」がいることに気づきます。

マインドフルネスの目的は、この「気づいている自分（＝観察者の視点）」を養うことにあるのです。自分の中の感覚や思考を観察することで、「気づく力（アウェアネス）」を高めることがこの瞑想の目的です。

# なぜ「気づく」ことで、内面が変わるのか？

「瞑想をすると何がいいんですか？」と聞かれたら、私はこう答えます。

それは、**内面で起こっていることに「気づく力」が高まることです**、と。

この力を心理学や仏教の言葉では、「自覚」「観察意識」「アウェアネス」「マインドフルネス」「セルフモニタリング能力」「サティ」などと言います。

この力が高まると、うつが改善されたり、幸せを感じたり、何かを悟ったり――と、精神的にとてもよい効果があるとされています。

古典的な修行法の王道でありながら、現代的な心理療法の主流にもなっています。

では、なぜ「気づく」ことで自分の内面が変わるのか、その仕組みを見ていきます。

私たちは通常、自動的に湧いてくる「思考」や、それによって発生する「感情」と一体化しています。そして、その「思考」や「感情」のほとんどは、過去の経験から無意識のパターンになっています。

つまり、**「条件づけ」**されているわけです。

たとえば、「考えたくないのに、また昔のつらかった失敗経験を思い出し、わざわざイヤな気分を味わっていた」ということはありませんか？

**このようなイヤな思いや感情は、無意識に、自動的に起こります。そして、それに巻き込まれていることに気づいてさえいません。**

しかし、「気づいた瞬間」に自分と、「思考」や「感情」との間に、少しだけ「スペース」が生まれます。すると、ネガティブな「思考」や「感情」も、少し離れたところから俯瞰して見ることができるのです。

一緒にいすぎて相手のことがわからなくなったカップルが、あえて少し距離を置くことによって、お互いのことがよく見えてくるのと似ています。

## 感情に振り回されなくなる

瞑想の「気づき」によって、無意識が意識化されていくと、「自分が今、何を感じているのか？　何を考えているのか？」を、客観的に見ることができるようになります。すると、「さっきの件でまだイライラしている」など、自分の思考に自覚的になり、感覚や感情に振り回されにくくなるのです。

過剰なストレスや悩みの原因には、たいてい、「条件づけ」された否定的な「思考のくせ」があります。とくに被害妄想や完璧主義など、偏った「モノの見方」があると過剰にストレスを感じるのです。

「気づき」によってそれまで気づいていなかった無意識に繰り返されていた「妄想」や、過剰なストレスを生み出す「モノの見方」が緩むことで、ストレスが軽減され、うつなどの心の病が癒やされていくのです。

その効果は、脳科学的にも証明され、認知療法の枠組みでも採用されています。

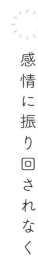

## 瞑想をすると共感能力が高まる

瞑想を実践すると、「ＥＱ（感情調整能力）が高まる」「思いやりが深くなる」と言われますが、それは瞑想によって脳にある「背内側前頭前野」が活性化するからです。この「背内側前頭前野」という領域は、「自分や他人の思考や感情に気づき、理解する能力」を司っているそうです。

つまり、以下の２つの恩恵を期待することができるということです。

1. **感情や思考をコントロールしやすくなる**
2. **他人の感情に共感する力が高まり、よい人間関係を築くことができる**

まとめると、瞑想をすることで、「自分の感情に気づき、調整する力」と、「他人の感情に気づき、共感する力」が高まるのです。

このような能力は仕事をする上でも、豊かな人間関係を築く上でも、役立ちます。

# 「無」にならなくていい

瞑想と聞くと、多くの人が「『無』にならなければいけない」と思うようですが、必ずしもそうではありません。

マインドフルネスの目的は「気づく」ことです。

**「気づき」が連続することで「無」になることはありますが、「無」になることが目的ではありません。** 雑念が湧いても、それに気づいて、再び集中すればいいのです。

瞑想で大切なことは、次の2つです。

**1 感覚に集中すること**

**2 集中が途切れたことに気づくこと**

必ず、誰しも、この2つの間を行ったり来たりします。

先ほどもお伝えした通り、これは「脳の筋トレ」のようなものです。

たとえば、身体の筋肉を鍛えようと思うとき、ダンベルの重さに抵抗して筋肉を収縮させることで、筋肉がついていきます。筋トレとは、「抵抗する力」を克服することで進歩していくのです。


瞑想もこれと同じです。

まず注意を向けること、そこから注意がそれたら戻すこと、この繰り返しによって、脳が鍛えられていきます。

このトレーニングを繰り返すことで、脳が普段働いていないところに血液を送り込み、低下していた機能を取り戻すことができます。

だから、雑念が湧いてもいいのです。

雑念が湧いたことに「気づく」ことで、それが「負荷」になって、脳が鍛えられていると捉えてください。

# マインドフルネスは深めて、広げる

マインドフルネスの実践方法には、正式な練習と、日常的な練習があります。

グーグルでは、「フォーマルな練習」と「インフォーマルな練習」と言われています。噛み砕いて表現すると、マインドフルネスには「深める練習」と「広げる練習」があるのです。

「深める練習」とは、意図的に注意を向ける練習です。

たとえば、これまでお伝えしてきた瞑想のやり方で、「気づく力（アウェアネス）」を鍛えます。非日常的な時間をつくりトレーニングするイメージです。

「広げる練習」とは、マインドフルな意識を広げる練習です。

たとえば、「日常生活」での歩く感覚や味覚、人との会話のときなどに応用していきます。

「身体を鍛えようとする人」で考えるとわかりやすいでしょう。

「深める練習」は、ジムでトレーニングするようなイメージです。本気で、かっこいい身体になりたいと思っている人は、パーソナルトレーナーをつけたり、ジムに行ったりして、「鍛える時間」を意識的につくって、負荷をかけ、筋肉を鍛えます。

また「身体を鍛えようとする人」は、ジムでの正式な練習時間以外でも、身体を鍛えることを意識していると思います。これが「広げる練習」にあたります。

たとえば、日常生活でもひと駅歩くようにしていたり、エレベーターではなく階段を選んだりするはずです。おそらく食事もジャンクフードを控え、タンパク質や野菜を多めにとったりすると思います。

このように「非日常」と「日常」のアプローチで、より効果的に身体を鍛えることができるのです。

心を鍛える場合も同じです。「深める練習」と「広げる練習」で、相乗効果を得ることができます。

# 「今、ここ」に100%集中する

マインドフルネス瞑想は雑念に気づいたら、受け流し、「感覚」に意識を向ける練習です。あなたも瞑想中、「考えている」ことに気づいたら、ジャッジせず、「感じる」に意識を切り替えていきましょう。

そもそも、私たちの心には大きく分けて2種類あります。それは、「感じる」と「考える」です。そして、私たちの「感じる」と「考える」は、まるでシーソーのように反比例する傾向にあります。

何かを考えているときには感じる力が衰え、感じているときには考える力は衰える関係にあります。

瞑想で、「今、ここ」に100%集中しているとき、頭の中が空っぽになります。「無我の境地」や「空」などと言われます。

これは何も特別なものではありません。

瞑想をしたことがなくても、すでに経験したことがあるはずです。

好きなことをやっているとき、時間を忘れてしまいますよね。ものすごく集中すると、自分が消え、時間が消え、「今、ここ」だけがある状態になります。

これが、瞑想状態です。

つまり、大好きな趣味に没頭しているとき、というのが同じ状態だと言えます。

ヨガ、ランニング、サーフィン、山登り、観劇、絵――など、あなたが大好きなことに没頭しているときの状態を思い出してみてください。


集中力が高まると、今やっていること、その行為そのものに「快」を感じますよね。

瞑想で目指すべきなのは、この一心不乱、無我夢中に没頭した状態です。

瞑想で集中力が高まると、日常生活でも、今、この瞬間に集中する時間が増え、思考がクリアになり、幸せを感じやすくなります。

# 聴覚瞑想

音に意識を向けて感じとる瞑想です。ハミングした後の余韻に耳を傾けるのでも、自然の音でも、音楽の一音一音でも構いません。

1 注意を音に向ける

2 近くの音に耳を澄ます

3 遠くの音の音に耳を澄ます

4 音と音の間にある静寂にも耳を澄ます

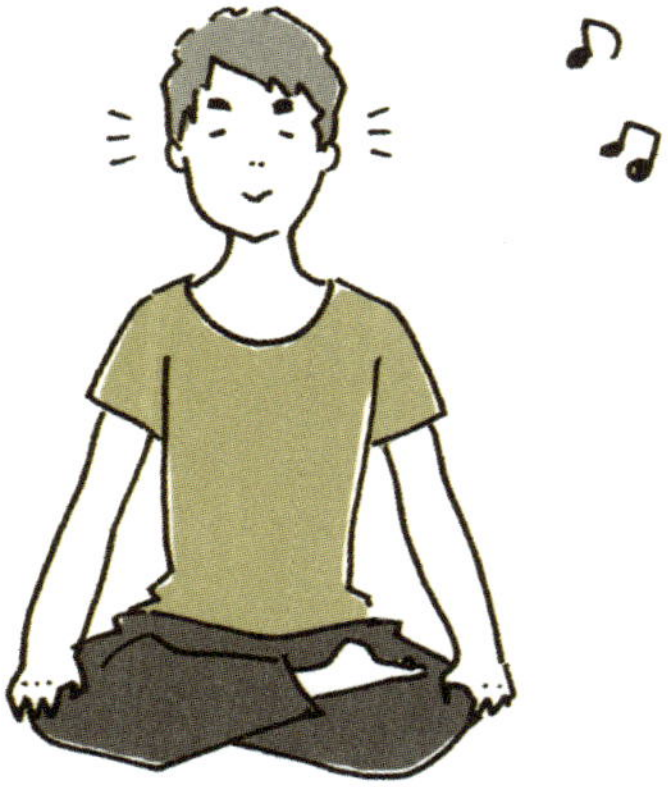

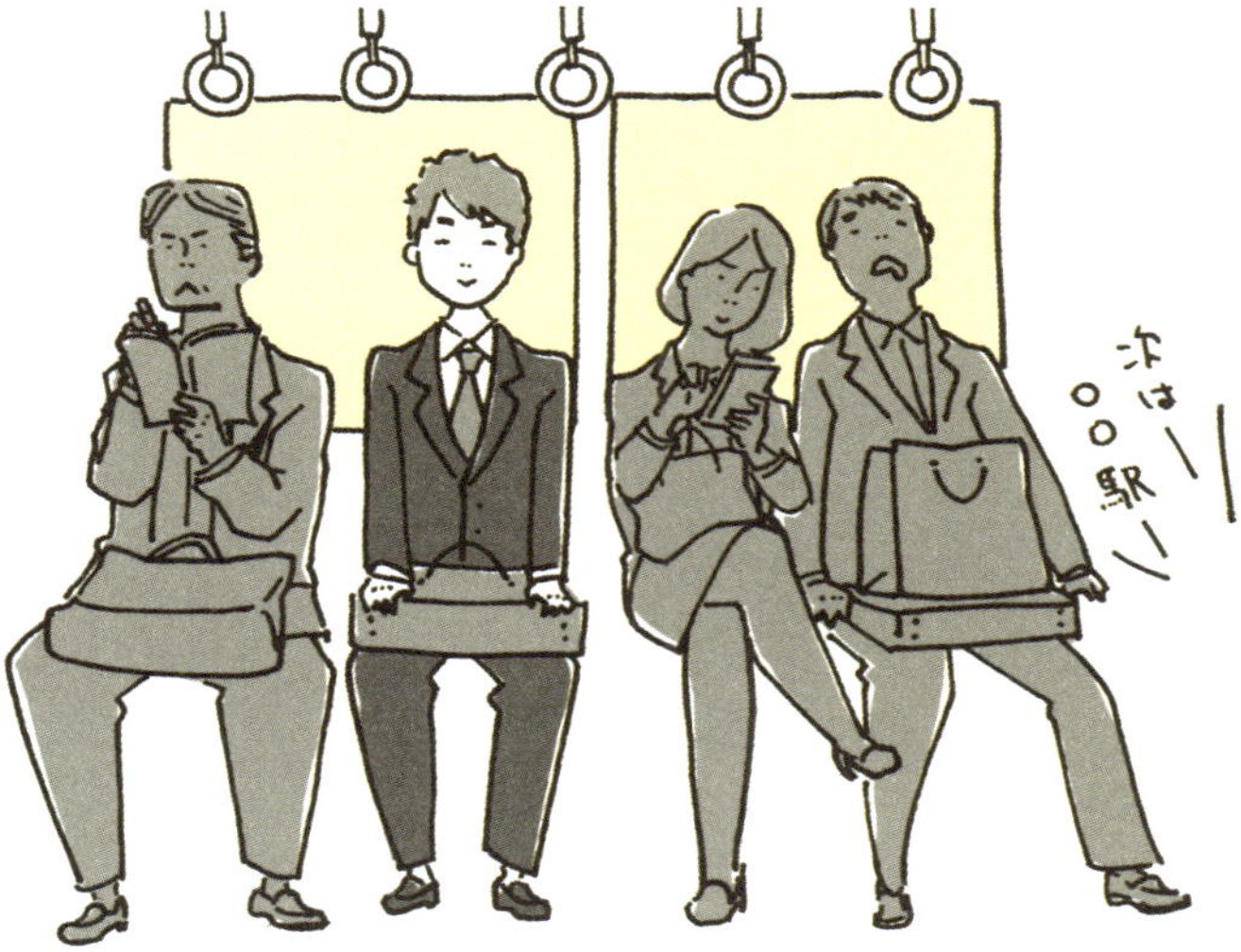


電車の移動中でもできる

コツは、今この瞬間の音にすべての注意を向けることです。そして、聞こえてくる音を判断せず、快不快に分けたり、分析したりしないで、ありのまま受信してみましょう。

空気の振動のみを感じとり、鼓膜だけでなく、身体全体で音を感じとってみてください。

**効果**

- **注意を音に向けてるので集中しやすい**
- **自在に注意の対象を変える柔軟な心を育む**
- **音に１００％注意を向けることで、頭が静かになり、切り替えやすい**

# 第3章

# 思考を整える1分間瞑想法

# ポジティブな人とネガティブな人

人の幸せについて科学的に研究しているポジティブ心理学では、「人間の幸福度の50％は遺伝子で決まっている」と言われています。

つまり、もともとポジティブな人とネガティブな人がいるのです。

**幸福度に関係する「5-HTT」という遺伝子**があるそうです。

この遺伝子は、神経伝達物質のセロトニンを司っていて、これが「長い」タイプだと幸福感を感じやすく、これが「短い」タイプだとストレスに弱く、うつ病になる可能性が高いそうです。

たとえば、家族の死や恋人との別れ、解雇などの大きなストレスを体験したとき、「長い」タイプの遺伝子の人は、「短い」タイプの遺伝子の人よりも、その状況を乗り越えることができやすいそうです。反対に、こういった体験の後、「短い」タイプの遺伝子の人は、「長い」タイプの人に比べて約2倍、うつ病になりやすいそうです。

これは生まれ持ったものなので、どんなに訓練しても変わらないのだそうです。

じゃあ残る50%の要素は何なのか？

幸福度というと、経済的な成功や仕事面などの物質的な成功をイメージさせるかもしれません。たとえば、家や仕事の環境、経済的な状況などです。

でも、**そのような外側の条件が影響するのは、全体の幸福度から見ると、たったの10%にすぎない**そうです（最新統計調査によると「アメリカで働くビジネスマンの『幸福度』は、インドのスラム街に住む人力車の車夫とほぼ同じ」であることが明らかになっています）。

## 幸福度の残り40%の高め方

では、残りの40%は何でしょう？

それは**「自分の行動やあり方」**です。

カリフォルニア大学の心理学教授・リュボミアスキー博士は、

「人間の幸福の約50%は遺伝に左右される。一方、財産や社会的地位を含めた生活環境は人の幸福に10%程度しか貢献せず、残りの40%は意識的に日常の行動や振る舞いを変えることで最大化できる」

と説いています。

つまり、幸福度が生まれつき低い人でも、外側の環境や自分の行動や振る舞いを変えていくことで、幸福度を高めることができるということです。

ただし、この理論からすると、

「外的な要因が変われば自分は幸せになれる」

「お金さえ手に入ったら、理想の仕事につけたら、幸せになれるのに……」

と思っている人は、実は、このたった10%の幸福度だけにフォーカスしているということになります。

生活環境のすべてを自分の思い通りに変えるのは難しいかもしれません。

しかし、日々の行動や振る舞いなら、比較的簡単に変えることができます。

たとえば、心身を整える習慣を持つだけでも、幸福度は変化します。運動したり、ヨガや瞑想をして、身体の状態や思考のくせを変えると心は前向きになります。背筋を伸ばし、深呼吸して、いつも微笑むように意識するだけでも幸せを感じやすくなります。

あるいは、不満や嫉妬などのネガティブな考え方に気づいたら、それを手放し、自分が与えられているもの、恵まれていることを数えたり、感謝したりすることを習慣にすることでも幸福感は高まるのです。

人の役に立つことや、親切にすることを意識したり、ただ他人の幸せを願ったり、思いやりや分かち合いの気持ちを感じるだけでも幸せを感じやすくなります。

このように、日々の中に小さな行動や思考習慣を増やすことは簡単ですし、即効性があります。自発的に行動し、幸せな人の思考習慣を意識することで、あなたの幸福度は格段に高まっていくのです。

# 幸福度を下げるダメな思考習慣

これから幸福度を高める習慣についてお伝えしていきますが、その前に、まず幸福度を下げる「ダメな思考習慣」からお伝えします。

たとえば、コップに水を満たそうとしたとき、もしもコップに穴があいていたら、なかなかいっぱいになりませんよね。

まずは、漏れている穴を塞ぐことが先決です。漏れている穴を塞いでから、水を注ぐとコップいっぱいに水を満たすことができます。

幸せも同じ。内側を満たすには、まず漏れている穴を塞がなければいけません。

幸福度を下げる思考習慣を手放してから、幸福度を高める思考習慣を手に入れましょう。

では穴（＝幸福度を下げる思考習慣）とはどのようなものでしょう？

ずばり、**「反芻《はんすう》」と「自分責め」**です。

「反芻」とは、終わったことを何度も繰り返し頭の中で再生させて、イヤな気分を味わうことです。うつ病の原因とも言われています。

「自分責め」とは、自信をなくすような思考や、元気ややる気を失わせるような思考のくせです。

この2つが、まずやめるべき思考習慣です。

「そんなことやっていない」と思った人は、そんな自分に気づいていないということなので、要注意かもしれません。逆に、「時々やっているなぁ」と思った人は、そうしたくせに気づいている分、早く手放せるかもしれません。

いずれにせよ大丈夫です。

ただ気づくだけで、そのくせが緩み、どんどん楽になります。

# 終わったことばかり考え続ける思考を手放そう

マインドフルネス瞑想は、ストレス低減法としても注目されています。
そもそも、ストレスの原因のひとつに「マインドレスネス」があります。
「マインドレスネス」は、マインドフルネスと反対の状態です。

- **ぼんやりと無自覚に考え事をしている状態**
- **目の前のことに集中していない心の状態**
- **過去や未来に必要以上に思いを巡らせている状態**

近年の研究では、私たちは、1日の半分近くの時間をこの無自覚状態で過ごしており、それによりストレスを感じていることが明らかになってきました。

試しに1分間、目を閉じてみてください。


自分の意思とは関係なく、全然違うことを考えていることに気づくと思います。

この無意識に湧いてくる思いや考えに感情が乗っかり、まるで牛が1回飲み込んだ草を再び戻して噛みしめるように、イヤな感情を繰り返し再生させています。

私たちは、未来や過去について妄想するのが得意で、今にとどまるのが苦手です。

「今、ここ」にあろうと思っても、未来や過去のことを考えていることに気づきます。

だから瞑想による訓練が必要なのです。

訓練されていない心は、まるで野生の動物のように落ち着くことなく、すぐにどこかに行ってしまいます。

「自分が今何を考えているのか？」「何を感じているのか？」に気づく練習をすることで、不安や恐れ、怒り、緊張を感じるようなネガティブな思考を手放しやすくなります。

# 過去と未来に振り回されない

私たちが思考したとき、意識は「過去」や「未来」に向かいます。

「過去」も「未来」もただの思考で、頭の中にしかない「妄想」です。ですが、その「妄想」によって、不快な感覚や感情が生まれます。

夜、ベッドに入っているときでも、上司にイヤなことを言われたことを思い出し、

「今日は最悪だった」

「明日もまた嫌味を言われるんじゃないか」

と妄想し続けると、苦しみが「今」生まれます。

上司に怒られたことは、すでに終わった「過去」のことであり、妄想なのにです。

このように記憶を再生させることで、脳内で想像しただけなのに、まるで今体験している現実のように怒りや不安、恐れを感じるのです。

こんな感じで、無意識のうちに過去のイヤな記憶を何度も思い返し、ネガティブな感情を何度も味わうと、元気がなくなり、最後にはうつ状態になります。

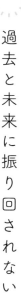

「過去」と「未来」に振り回されないためには、「過去」と「未来」に意識が向かっていることに気づくこと。そして、「今、ここ」にあることが大切です。

ではどうすれば、「今、ここ」にあることができるのでしょう？

それは繰り返しお伝えしていることですが、「呼吸」です。

呼吸は船のイカリのような役割をします。呼吸の感覚に意識を向けることで、「今、ここ」とつながることができるのです。

今度、日常生活で、すでに終わったことをクヨクヨ考えたり、未来のことを妄想したりして不安になっていることに気づいたら、お腹のふくらみと縮みを10呼吸ほど観察してみてください。

今、この瞬間の「呼吸」の感覚を意識することで、「マインドレスネス」から「マインドフルネス」に切り替わります。頭の中のバーチャルな世界から、「今、ここ」の現実に意識を引き戻すことができるようになります。

この繰り返しで「反芻」する思考ぐせは激減していくはずです。

# 自分を責める思考を手放そう

もうひとつの自分を不幸にする思考習慣は「自分責め」です。

多くの人が無意識に自分で自分を責めてしまっています。

では、自分で自分を責めるくせがあると、何が問題なのでしょうか？


まず、自分を責めるくせを持っている人は、自信を失います。

あなたが今「自信がない」「何がしたいかわからない状態になっている」なら、自分を責める思考のくせが原因かもしれません。

自分だけでなく他人を責めたり、過剰にイヤがりすぎたりしていると、心と身体が緊張し、身体がかたくなり、自律神経が乱れる——という悪循環になります。こうなるとイライラしやすく、疲れやすく、行動をする気力も起きにくくなるのです。

# 9割の日本人は、心配しすぎ、不安になりすぎ、考えすぎ

これまでお伝えしてきた通り、現代人は、考えすぎて疲れています。

前向きな思考ぐせであればいいのですが、無意識の思考は、ついつい不足や不満など、ネガティブな思考になりがちです。ネガティブに捉えるくせがあると、仕事や人間関係で、過剰にストレスを感じるようになります。

ネガティブな思考は自然と湧いてきます。

「ある」ものより「ない」ものに目がいく。心にはそういう性質があるようです。

そもそも私たちの祖先は、そうやって敵や障害を発見して生き延びてきました。恐怖や心配、臆病さがあるおかげで生き延びてきたわけです。

しかし、現代では、そこまで心配し不安になる必要はありません。むしろ過剰に反応しすぎることで、ストレスになり、生き苦しくなっているのです。

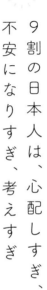

## 自分を責めない、と決める

こんなことを書いている私も、振り返ってみると、自分自身を厳しく裁いていました。そもそも、マインドフルネスを実践する前の私は、自分が自分を裁いていることにも気がついていませんでした。

自分のできているところより、できていないところのほうが気になっていたように思います。

ですが、日常生活でマインドフルネスを実践していったことで、自分を責め続けている声に気づけるようになりました。

**自分を責める声を減らすには、まず「気づく」ことが必要です。**

「自分が自分を責めている」そんなマゾ的なところがあることをまず自覚することで、自分責めのくせが激減していきます。

さらに言うと、責めている自分を責めないこと。

ジャッジしている自分をジャッジしないようにしましょう。ジャッジしていること自体をジャッジしていては、自分責めのサイクルが終わることはありません。

ジャッジの無限ループを止めましょう。

つまりそれは自己受容すること、ありのまま受容することです。

ジャッジしないとは、否定も肯定もせず、受け入れ、理解することです。

このように、そんな自分をそのまま受け入れるのが、自己受容です（また後ほど「自己受容」については詳しくお伝えします）。

「気づき」と「受容」を繰り返すだけで、ネガティブな思考ぐせは緩んでいきます。

今の自分を肯定できなくてもいい。

ありのままの自分を愛せなくてもいい。

まずは、そんな自分を素直に認め、受容的なまなざしを向けていきましょう。

# 口ぐせを変えたら、思考が変わる

思考を変えるには、自分の「口ぐせ」を意識するのもオススメです。

なぜなら、言葉は他人と会話するための道具ですが、相手以上に聞いているのは自分だからです。

自分が発した言葉は相手だけでなく、自分にも向けられ、自分の耳から脳に入ってきます。漠然とした頭の中のイメージや考え方は、言葉で表現することで、アウトプットされ、それが再び自分にインプットされているのです。

このとき脳は、その言葉を「自分の考え」として認識します。このフィードバック機能が自分の内面に影響を与え、自分の思い込みや性格をつくります。

つまり、**あなたが使っている言葉が、自分をつくり上げる**のです。

ですから、いつもポジティブな表現を使う人は、物事のポジティブな面に注目するのがどんどんうまくなります。

ポジティブな言葉を使うことが習慣化されると、意識せずとも、実際にポジティブな性格の人になっていくのです。

反対に、いつもネガティブな表現ばかり使う人は、物事のネガティブ面に注目するのがどんどんうまくなり、実際にネガティブな人になります。

たとえば、「ダメだできない」「ダメだできない」「ダメだできない」「ダメだできない」と何度も頭の中で唱えている人は、催眠術にかけられたかのように本当にできなくなるのです。

自分が「ダメだできない」と信じて、そう言っていたら本当にできません。どれだけ才能や能力があって、周りが応援していても、自分が信じていることが現実になるのです。

「最悪」

「めんどくさい」

「なんで私がこんな目に」
「絶対無理、できるわけない」

などの言葉が頭の中に流れていると、どんどん苦しくなっていくのは当然です。自分で自分に催眠術をかけているようなものです。

どんなに薬を飲んで症状が一時的に治まっても、口ぐせや思考ぐせが、自分を責めるものであれば、本当の改善にはなかなか向かいません。

**思考や言葉は薬にも毒にもなります。**

思考や言葉によって人は元気にもなるし、うつ病にもなるのです（実際に、マインドフルネスはうつ病の治療に使われ、投薬治療に匹敵する効果があることがわかっています）。

だから脳内の思考、使っている言葉を意識することは、なりたい自分をつくる上で、とても重要なことです。

**もしも自分を責める声に気づいたら、前向きな言葉に言い換えてみてください。**

いつも当たり前に使っている言葉や思考パターンに気づき、それを変えることで、気分や行動も変わっていきます。言葉や思考を変えることで、その裏にある思い込み（信念）も変わっていき、やがて性格も変わっていくのです。

ここまでの話をまとめると、自分や他人を批判するような思考・会話・妄想・雑念はエネルギーの浪費になります。自分を不幸にする思考や言葉に気づいたら手放しましょう。

代わりに、前向きな言葉（脳内会話、セルフトーク）でエネルギーを溜めましょう。たとえば、「幸せだなぁ」「ついてるなぁ」「今日もありがたいなぁ」「愛しているよ」など、意識的につぶやいてみてください。

ネガティブな思考が当たり前になっているなら、最初は不自然な気がするかもしれません。何度も繰り返しつぶやいて習慣化されると、無意識に前向きな思考や言葉が出てくるようになります。

# 呼吸瞑想

呼吸に意識を向ける瞑想です。呼吸の感覚に注意を向けることで、マインドフルネスな状態が簡単につくれます。

1 背筋を伸ばして座る

2 お腹か鼻先の感覚に意識を向ける

3 1分間、呼吸の感覚をありのまま観察する

4 注意が呼吸からずれたら呼吸に注意を戻す

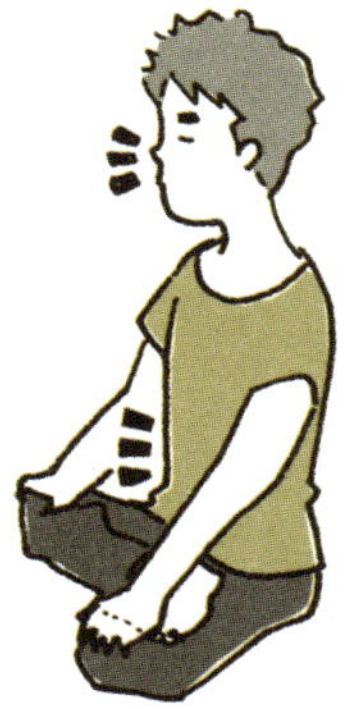

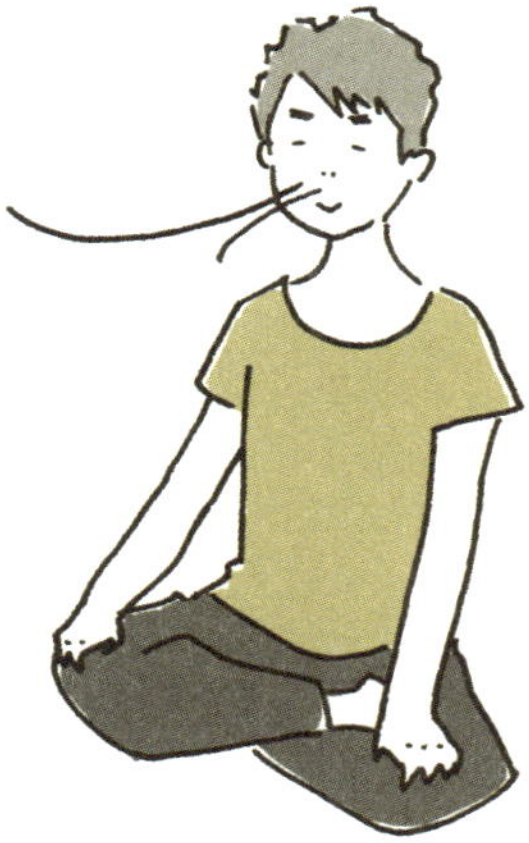

コツは、気づき続けること。

「（お腹の）ふくらみ、縮み」あるいは「（息を）吸っている、吐いている」と、頭の中で言葉にしながら、気づきを確認していきましょう。

「今、息を吸っている」などと自覚し、雑念が湧いてもジャッジしないで受け流しましょう。

**効果**

- **呼吸に気づくことで、「今、ここ」に意識を戻せるようになる**
- **思考が静まり、感情が安定する**
- **呼吸も、音と同様、いつでもどこでもできる**

# 第4章

# 感情を整える1分間瞑想法

# 思考を整理したら、感情を整えよう

感情をコントロールするためにも、瞑想のメソッドは有効です。

「人は1日に約6万回、思考をしている」と言われています。そして、その思考の約8割がネガティブなものであり、約9割が昨日と同じ思考だとも言われています。

怒り、不安、後悔、嫉妬などネガティブ感情が渦巻いていれば、心が休まりません。過剰なストレスや感情はかなりのエネルギーを浪費します。

マインドフルネス瞑想は「心に自動的に浮かぶ思考や感情に反応せず、少し引いたところからありのまま観察する」という練習です。

自分の心を見る習慣を持つことで、ネガティブであれ、ポジティブであれ、思考は流れる雲のようなものと捉えることができるようになります。

すると、最初に、自動的に湧いてきた思いをすぐにつかむのではなく、たくさんの可能性の中から、どの思考をつかむか、意識的に選択できるようになるのです。

私たちの「思考」と「感情」は深くつながっています。

当たり前ですが、イヤなことを考えれば、イヤな気分が生まれ、イヤな身体の状態になります。いいことを考えれば、いい気分が生まれ、いい身体の状態になります。

自分が苦しくなる思考や言葉を減らし、前向きな思考や言葉を意識すると緊張が緩み、血流もよくなり、よい気分でいる時間が増え、健康状態がよくなります。すると、さらに自然と前向きな考え方が湧きやすくなるという好循環が生まれます。

何を考えるかによって、気分も、身体の状態も変わるのです。

偏った思考に気づいて、手放せるようになれば、ストレスやネガティブな感情を緩めることができるようになります。

それでは実際に、感情を整えていきましょう。

# 感情にラベルを貼ってみる

不要な感情を手放すには、まず今の気分を自覚する必要があります。

ここで「ラベリング」というテクニックを紹介します。

「ラベリング」とは、「気づき」を自分で確認する方法です。これは瞑想中に雑念が湧いたときや、身体の痛み、かみゆで集中できなくなったときにも使えます。


今のあなたの気分はポジティブですか？　ネガティブですか？　それともどちらでもない？　または、天気にたとえるのもイメージしやすいですね。

今の心はどんな天気でしょうか？

曇り？　雨？　晴れ？

どのような感情を感じていますか？

喜び？　もやもや？　焦り？

このように気づいている状態を言葉で確認することを、「ラベリング」と言います。まるでラベルを貼るように、対象化することで、その感覚や思考と少し距離ができ、「反応」ではなく「観察」する側でいることができます。

心の状態をラベリングして、感情に気がつくだけでも、反応的になりにくくなります。さらに、その感情を言葉にすると、より自覚しやすくなります。

どんどん今の感情にラベルを貼って、感情を整えてみましょう。

電車を乗り過ごして「焦っている」ときは、「焦り」。
大勢の人前で「緊張している」ときは、「緊張」。
失礼な対応に「怒り」を感じたときは、「怒り」。

感情に対して「ラベリング」することで、自分とその感情を切り離しやすくなり、それに巻き込まれず、うまく切り替えることができるようになります。

# 感情のラベルを剥がして、貼り直す

先ほども書きましたが、ストレスの原因は、出来事そのものよりも、出来事に対する捉え方、意味づけにあります。

起こる出来事そのものに、よいも悪いもありません。思考がどのように色づけするかでどちらにも転ぶのです。感情を抑えようとすると抑圧になるので、感情は無理に変えずに、行動、呼吸、思考で切り替えていきましょう。

感情のラベルを剥がして、貼り直してみましょう。

具体的には、ネガティブな感情が湧いてきたときに、そのときの思考（自動思考）をつきとめ、それを疑ってみるのです。

「……って思ったけど本当？」

と、心の中でつぶやくと、無意識で自動的に湧いた思考と距離ができます。

たとえば、忘れ物をして、「最悪！」と思ったことに気づいたら、

「……って思ったけど本当？」

と、心の中でつぶやきましょう。

電車を乗り過ごしてしまって、「やばい！」と思ったことに気づいたら、

「……って思ったけど本当？」

と、心の中でつぶやきましょう。

それだけで、反応と距離ができ、意識的に思考を選べるようになります。

勝手気ままに湧いてくる自動思考を鵜呑みにしないことが大事です。そして、柔軟に多角的に、より合理的にチェックしてみるんです。

するともっといい考え方を選べるようになります。

瞑想をすると、こういったネガティブな捉え方のくせ、信念（思い込み）に意識の光が当たっていき、過剰にストレスを生み出してしまうモノの見方が、徐々に補正されていくのです。

# 感情のボキャブラリーを増やす

ここで大切なのは、感情に対するボキャブラリーです。

感情のボキャブラリーが多いと、自分の内側で起こっていることを理解しやすくなります。逆に、感情に対するボキャブラリーが少ないと、自分の内側で起こっていることを理解しにくくなります。

少し詳しくお話ししましょう。たとえば、すべての感情を「なんかむかつく」とラベリングしていたら、ぼんやりとしか理解できませんよね。そうではなく、たとえば、

**怒り　20％**

**悲しさ　50％**

**無力感　30％**

というように、意識的かつ明確に感情を自覚できていると、それだけでも安心します。そのためには今の自分が感じている感情のボキャブラリーが必要なのです。

「イライラするし、がっかりしているなぁ」と気づくだけでも、自己理解が深まり、不思議と落ち着いてきます（繰り返しになりますが、「イライラしている自分はまだまだだ」などと判断したり、反省したりしないようにしましょう）。

ということで、「ネガティブな感情」の単語を書き出してみましたので、あなたが日常生活で、よく味わう不快な感情をチェックしてください。

次ページの感情の中で、どれをよく感じていますか？

手放したいものはどれですか？

いくつあってもいいので、チェックをつけてみてください。

□焦り
□怒り
□イライラ
□恐れ
□がっかり
□悲しみ
□緊張
□悔しさ
□苦しさ
□嫌悪感
□後悔
□孤独感
□混乱
□罪悪感

郵 便 は が き

料金受取人払郵便

牛込局承認

9092

差出有効期限
令和7年6月
30日まで

162-8790

東京都新宿区揚場町2-18
白宝ビル7F

フォレスト出版株式会社
愛読者カード係

| | |
|---|---|
| フリガナ<br>お名前 | 年齢　　　歳<br>性別（ 男・女 ） |
| ご住所 〒<br>☎　（　　）　FAX　（　　） | |
| ご職業 | 役職 |
| ご勤務先または学校名 | |
| Eメールアドレス<br>メールによる新刊案内をお送り致します。ご希望されない場合は空欄のままで結構です。 | |

フォレスト出版の情報はhttp://www.forestpub.co.jpまで!

# フォレスト出版　愛読者カード

ご購読ありがとうございます。今後の出版物の資料とさせていただきますので、下記の設問にお答えください。ご協力をお願い申し上げます。

● ご購入図書名　「　　　　　　　　　　　　　　　　」

● お買い上げ書店名「　　　　　　　　　　　　　　」書店

● お買い求めの動機は?

1. 著者が好きだから　　2. タイトルが気に入って
3. 装丁がよかったから　　4. 人にすすめられて
5. 新聞・雑誌の広告で（掲載誌誌名　　　　　　　　　　）
6. その他（　　　　　　　　　　　　　　　　　　　　）

● ご購読されている新聞・雑誌・Webサイトは?

（　　　　　　　　　　　　　　　　　　　　　　　　　）

● よく利用するSNSは?（複数回答可）

☐ Facebook　☐ Twitter　☐ LINE　☐ その他（　　　　　　）

● お読みになりたい著者、テーマ等を具体的にお聞かせください。

（　　　　　　　　　　　　　　　　　　　　　　　　　）

● 本書についてのご意見・ご感想をお聞かせください。

● ご意見・ご感想をWebサイト・広告等に掲載させていただいてもよろしいでしょうか?

☐ YES　☐ NO　☐ 匿名であればYES

□寂しさ
□自己嫌悪感
□自責感
□嫉妬
□絶望感
□喪失感
□憎しみ
□恥ずかしさ
□不安
□みじめ
□無価値感
□無力感
□落胆

いかがでしたか？

人間には、いろんな感情、気分があるので、これ以外にもたくさんあります。また複合的なので、一言ではくくれないかもしれません。

あなたがよく感じる感情はどれでしょうか。

チェックした中から、とくに減らしたい感情を3つ選んでみてください。

## 感情のラベリング瞑想

そして次に、あなたが選んだその感情が湧いてきたときは、

「今、○○を感じている」


と、それを言葉（ラベリング）にして、自分自身に対して伝えてみてください。

たとえば、人の誘いを断ったとき、申し訳ないなぁと感じたことに気づいたら、

「今、罪悪感を感じている」もしくは、「罪悪感」とラベリングします。

このように自覚できていれば、感情に振り回されにくくなります。

もしも過剰に「罪悪感」を感じすぎていることに気づいたら、意図的に思考を変えたり、自分を許したり、感謝に切り替えていったりすることもできます。

まるで親友の相談を聞くときのような感じで、

「そこまで罪悪感を感じなくてもいいんじゃない？」

と自分自身に伝え、方向性、意識の向け方を変えることができます。

# ネガティブな感情は放置しておくと、成長する

ネガティブな感情を無視して、放置しておくと、どんどん苦しくなります。

なぜなら、無意識の反応はパターン化するからです。つまり、くせになってしまうのです。

先に挙げたような感情ぐせを放置しておくと、あなたの心の深層に刻まれ、どんどん成長していきます。何かあるたびにその感情が顔を出し、やがて性格になります。

これが「パターン化」です。

**パターン化すると、まるで操り人形のように、「こういうときはこう反応する」といったような自動操縦モードになります。**

たとえば、怒りを引きずりやすい人は、怒りっぽい性格になりますし、人のせいにする人は、いつも人のせいにするように被害者意識が強くなったりします。

実は、すぐにイライラしてしまう、すぐに怒ってしまう、など感情のコントロールが苦手という人は、無意識の反応がパターン化しているのです。

もしも最近、いつも過剰にストレスを感じているとしたら、ネガティブな思考や感情がパターンになっているのかもしれません。

本人は、「好きでそうなったのではない！」と思うかもしれません。しかし、無意識にせよ、意識的にせよ、自分でその考え方や行動を繰り返した結果、それがくせになり、性格になっているのです。

最初は、小さな獣道も、繰り返し人が通ると、踏み固められて、やがてしっかりとした道になるイメージです。

脳の回路も道と同じです。

最初はちょっとした考えぐせも、繰り返し繰り返し同じ反応をすることで、そう考えるのが当たり前のように感じるようになります。

## カルマの法則

このようなパターンを仏教では「カルマ」と言います。カルマとは「業《ごう》」のこと。「自業自得」という言葉は、悪いことを考え、行動すると悪いことが返ってくるという意味で使われます。

でも、「カルマの法則」は、悪いことだけでなく、善いことにも当てはまります。

**「カルマ」とは、「過去（世）においてなした行為は、よい行為にせよ、悪い行為にせよ、いずれ必ず自分に返ってくる」**

という因果応報の法則のことです。

これまでの人生での経験の記憶は、表面上、忘れたように見えても、心の奥底、深層意識には蓄積しており、それらは目には見えない「思い込み」となって残ります。

「思い込み」とは、先入観、固定観念、偏見、こだわり、執着、トラウマ……などと言ってもいいかもしれません。

大人になって、様々な経験をすればするほど、そのような見えない「思い込み」によって、現実をあるがままに認識するのが難しくなってしまうのです。

たとえば、過去に失敗をたくさんすると、また同じように失敗するかもしれないと思うようになります。誰かに、否定的なことを言われた経験があれば、また似たような状況になると、否定されるかもしれないと思うでしょう。

このように潜在意識に蓄積した記憶や思い込みによって、行動やチャレンジができない、人とうまく付き合えないといったことの原因にもなります。

- **考えたくないのに、イヤなことを考えてしまう**
- **やめようと思っているのに、ついやってしまう**
- **なんでかわからないけど、こういう人を見るとイライラする**

そんな場合も、この「カルマ」が働いていると考えてみましょう。

## カルマを浄化する方法

もともと瞑想は、「カルマを浄化する方法」などと言われたりします。

そのようなパターンを変えるには、つまりカルマから解放されるには、まず気づくこと。

自分の中のネガティブな行動パターン、思考パターン、感情パターンを自覚すること。そのようなくせがあることを見抜くことが大切です。

気づきによって、自分のパターンを自覚することができます。

そして、さらに瞑想が深まると、徐々に、心の働きが静かになってきます。やがてジャッジがない、抵抗がない、条件づけされていないニュートラルな意識だけが残ります。

瞑想で条件づけされていない意識（空、無心）を実感することで、自分の本質（意識、生命、真我、観察意識）と条件づけされた思考（マインド、エゴ、無知）との違いがわかるようになります。

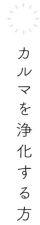

瞑想をすることで、この「観察者の視点（真我）」が養われ、繰り返される無意識の反応パターンから自分を解放することができるようになります。

**とは言っても、長年、蓄積したカルマは、すぐには変わりません。だから、毎日、繰り返し繰り返し、瞑想を実践していく必要があります。**

とくに瞑想を始めた頃は、思考がぐるぐる湧いてきたり、不快な感情が湧いてくることもあるかもしれません。身体が痛くなったり、過去に抑圧した感情が溶け出して、噴出してくることもあります（私も、瞑想を始めたばかりの頃、身体が痛くなったり、理由もなく涙が出てきたのを覚えています）。

ですが、どんなネガティブな考えぐせや感情ぐせでも、気づくたびに、そのパターンが緩んでいきます。

**思考や感情が湧いてくるときも、瞑想がうまくいっていないと捉えるのではなく、自分の中のカルマが浄化されていると捉える**ようにしましょう。

これは夢と同じです。私たちは、睡眠中に夢を見ることで、潜在意識に蓄えられた記憶が、整理されたり、解放されたりしているのです。

だから、怖い夢、不吉な夢を見た場合も、瞑想でネガティブな思考や感情が湧いてきた場合も、気にしすぎる必要はありません。

むしろ、それが出てきたということは、「カルマが浄化」されたのだと捉えるようにしてください。

自分の心のくせをジャッジせず、反応せず、自覚するだけで大丈夫です。

自分のネガティブな思考に気づいて、笑いが出るようになれば、思考と距離ができてきた証拠です。

**小さな気づきを繰り返すことで、やがて、その反応パターン（カルマ）は成仏していきます。**

リアルタイムに気づけるのがベストですが、後からの気づきでも大丈夫です。

自分のことを知り、無意識を意識化することで、

「いつ、誰とどういう状況のときに、自分は反応的になるのか？」

という形で、あなたのパターンが見えてきます。

「そのような反応ぐせが自分にはある」

と自覚していれば、次に同じ状況になったとき、反応を選択しやすくなります。

「呼吸」に意識を向けたり、「考え方」を変えたりすることができるようになるのです。

# 自分を受け入れる1分間瞑想（自己受容の瞑想）

自己受容とは文字通り、自分を受け入れること。

ここでもまず大切なのが、気づきです。

心と身体で何が起こっているのか観察し、その感情と自分を同一視せず距離をとりましょう。自分の現状を俯瞰した、客観的に見つめる視点を持つことで、感情に振り回されなくなります。

そして、次に大切なのが、「ありのまま受け入れる」こと。

「ありのまま受け入れる」とは、自分の内側で起っていることに気づき、それを評価や判断をせずに受け入れている状態です。自分の気持ちや欲求を否定も肯定もせず受容しているあり方です。

一般的なポジティブ思考は、ネガティブな感情を否定して、無理にポジティブになろうとしますが、マインドフルネスでは、ネガティブな感情も受容します。

自分のネガティブな感情も、欠点も、客観的にちゃんと見つめ、受け入れられるようになると、それに振り回されることが減ります。

「受容」的なあり方の瞑想を練習してみましょう。

# 書くだけで感情が整う瞑想「ジャーナリングメソッド」

ネガティブな思考や感情が問題なのではありません。

ネガティブな思考や感情に気づいていないことが問題なのです。

もちろん姿勢や呼吸、考え方を変えることで気持ちは少し楽になりますが、問題に目を向けて、現実レベルで解決しておくのも大事です。


ここでは、ネガティブな思考を書き出す瞑想法「ジャーナリング」を紹介します。

まずは徹底的に紙に書き出すこと。

何が問題なのかを明確にすること。

そして、様々な視点から眺めることでストレスが軽減されます。

# 「ジャーナリング」の5ステップ

## ▼ステップ1　書き出す

まず、頭の中の声を素直に紙や手帳に書き出します。

たとえば、「あの上司、嫌いだ！　心が狭い」「婚活がうまくいかない」……など。書き出せたら、何が出てきたか改めて紙を眺めてみましょう。書き出したものを客観視するのです。

これだけでも気づきが生まれ、漠然とした不安のループを断ち切ることができます。

## ▼ステップ2　視点を変える

次に、視点を変えてみましょう。第三者の立場に立ってみるのです。

たとえば、「あの上司、嫌いだ！　心が狭い」って思ったけど本当にそうだろうか？と改めて自分の目線ではなく、違う立場から見てみるのです。

難しければ、いいところを探してみてください。あるいは、将来の、この問題を乗り越えた自分になったつもりで、現状を見つめてみましょう。

### ▼ステップ3　問題と解決策を考える

「何が問題？」「どうしたらいいのか？」を論理的に考えてみましょう。

問題を絞り込んで、課題を設定し、思いつく限りの解決策を考え出しましょう。その課題を解決するために最適な解決策を選ぶのです。

問題と解決策が明確になると、不安が雪だるま式に大きくなっていくのを止めることができます。

### ▼ステップ4　イメージしてみる

解決策を選び出して、実行する準備を頭の中で行いましょう。

ステップ3で書き出した解決策を実際にやっているところをイメージしてみます。たとえば、プレゼンが不安で緊張しているのなら、頭の中で何度もロールプレイングしておくのです。リハーサルしてイメージすることで、行動しやすくなります。

### ▼ステップ5　行動する

今、できることをやる。解決策を実行します。そして、行動するときはマインドフルに、今できることに専念するのです。

## 「ステップ1」をやるにあたって大事なこと

いろいろ書きましたが、ステップ1の「書き出す」だけでもいいです。

その際、頭の中の声を素直に書き出すのが大事です。何に書いてもいいので、気になることをとにかくたくさん書き出してください。

何にストレスを感じているのかなどを、思いつく限り、書き出していきましょう。

将来への漠然とした不安とか、お金に関するトラブルの可能性など、モヤモヤとして思いがぐるぐると頭の中を駆け巡っている状態はストレスになります。

そんなとき、イヤな気持ちの原因や感情を紙にどんどん書き出すことで、自分を悩ませている物事の全体像が見えるようになります。

モヤモヤした感情は原因を書き出すことで分解され、その正体が明らかになっていくのです。

ネガティブな思考を全部書き出したら、それを客観的に観察してみましょう。自分の心や現状を「見える化」することで、漠然とした不安や、堂々巡りは静まります。実際には大した問題でないことに気づくかもしれませんし、それを乗り越えるための行動も見えてくるかもしれません。

とくにストレスを感じているのは何か？

一番気になっていることを見つけ、問題を整理して、そこから一つひとつ行動していくと、漠然とした不安は消えていくはずです。

何にせよ漠然とした不安を感じているとき、どうしたらいいかわからない混乱状態のときは、まず書き出して明確にしましょう。

書き出すことで、解決策が見つかります。そもそも解決すべきか、しなくていいのかも見えてきます。明確にすればするほど解決しやすくなります。

一度コツをつかめば、書き出さなくても対処できるようになるはずです。

## 「ステップ2」をやるにあたって大事なこと

ステップ２の「視点を変える」について解説します。

ストレスを感じやすい人は、視野が狭くなりがちです。逆にストレスを感じにくい人は、視点を切り替えるのが上手だったりします。思考の柔軟性を高めるのに、視点の切り替えは有効です。

たとえば、失恋したとします。そのときのショックが一生続くように感じる場合、それは今の自分だけしか見えてないからです。

そんなとき、様々な視点から眺めることで感情は変わります。

視点を変えるのでもっともわかりやすいのが、プラスの側面を見ること。ネガティブになっていたら、肯定的な側面も探ってバランスをとりましょう。

たとえば、

「この出来事から何を学べるか？」

「この出来事を通じて、自分をどのように成長させることができるか？」

「この出来事を乗り越えた自分は、世の中にどのように貢献することができるか？」

などと問いかけて、意味づけを変えることで、楽観的になることができます。

ほかの視点の切り替え例を挙げると……、

- **時間軸を変える**
- **未来の自分になったつもりで、今の自分を見てみる**
- **もし3年後の未来の自分がいたらなんて声をかけるかを考えてみる**
- **相手の気持ちになってみる。「もし自分がその人だったら、どう感じるだろう」と想像してみる**
- **尊敬する人になりきり、「あの人ならどう考えるだろう？　なんて言うだろう？」と想像してみる**

など、1つの視点だけでなく、いろんな視点から見てみましょう。

# ジャーナリングメソッド

ネガティブな思考や感情を
書き出す瞑想法

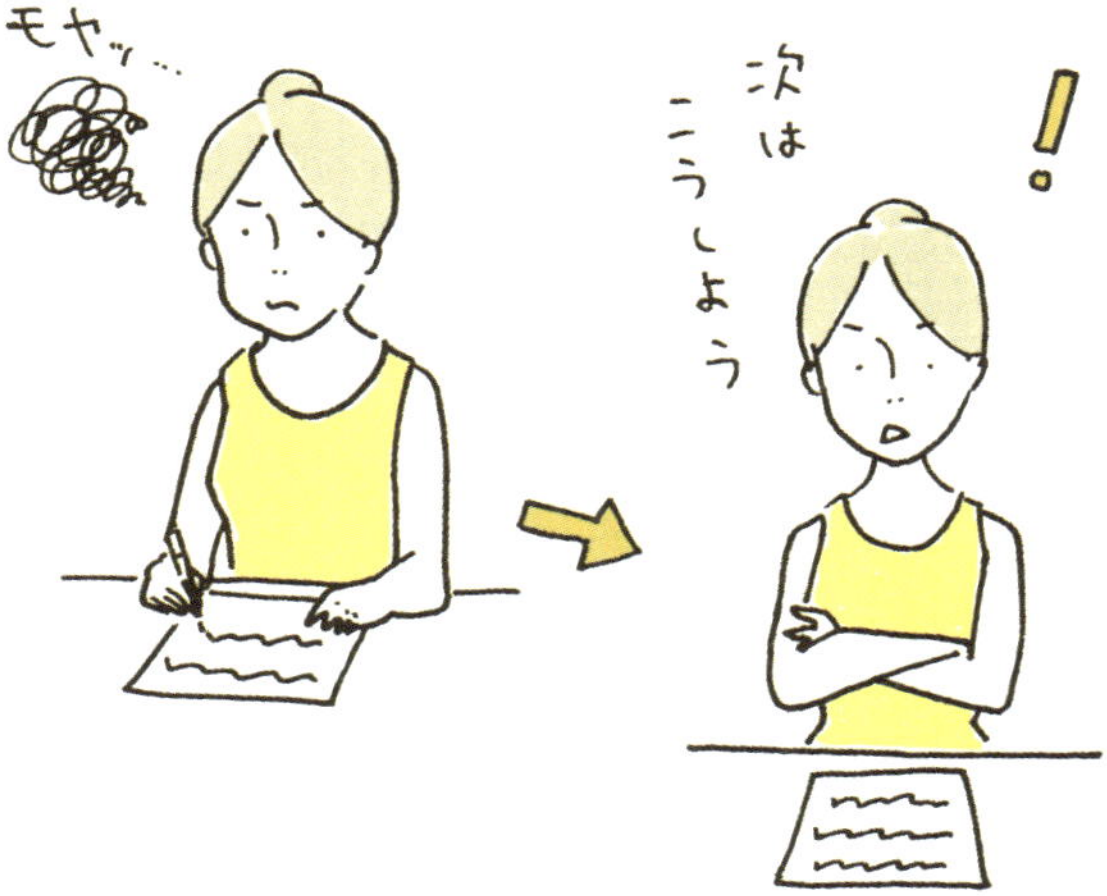


**ステップ1** 書き出す
**ステップ2** 視点を変える
**ステップ3** 考える
**ステップ4** イメージする
**ステップ5** 行動する

**書くだけで心が落ち着く**

# 感情を味わう

なぜ感情を味わったほうがいいのか?

それは、感情を抑圧したままでいると、感受性が鈍ってしまうからです。

感受性が鈍ってくると、ネガティブな感情を感じにくくなるのと同時に、ポジティブな感情も感じにくくなります。つまり、幸せや感動を感じにくくなるのです。


そもそも感情そのものには、よいも悪いもありません。感情は、心がその状況が自分にとってどんな意味があるのかを知らせてくれているメッセージです。

ですが、恐怖、怒り、悲しみなどの感情に耐えるのはつらく、誰だって味わいたくないものです。だから私たちは、(とくに大人になると)ネガティブな感情や、痛みを感じないように、感受性を鈍らせて、守ろうとします。

これを、心理学では**感情の「抑圧」**と言います。

ずっと感情を「抑圧」してばかりいると、感じるセンサーが鈍ってきます。感じるセンサーが鈍ると、ネガティブな感情だけでなく、生きる喜び、ワクワクを感じる力も、弱くなってしまうのです。

すると、自分がやりたいことがわからなくなったり、日々の感動が薄れていったりするように感じ、「なんで生きているんだろう？」「最近感動していないなぁ」と思うことが増えていきます。

感情の抑圧が完全に習慣になると、自分がどんな思いを持っているのか、何が悲しくて、何に腹が立ち、何が楽しいのかさえもわからなくなってくるのです。

感受性を鈍らせないためにも、感情を味わうことが大切です。

自分の素直な感情を感じるようにすると、感情が消化され、心が安定していきます。感情を味わおうとするとき、一時的に、イヤな感覚、不快な感情になったりするかもしれませんが、やがてそれも身体の中を通りすぎていきます。

# 心をリセットする ろうそく瞑想

火を使った感情の浄化瞑想です。過去に対する後悔、未来に対する不安や恐れなど、頭の中でまわり続けるネガティブ感情がリセットされます。

1. ろうそくとマッチ（ライター）を用意する
2. 火をつけて台に置く
3. 背筋を伸ばして座り、ゆったり呼吸しながら火を見つめる
4. ネガティブな感情や思いが燃えていくイメージをする

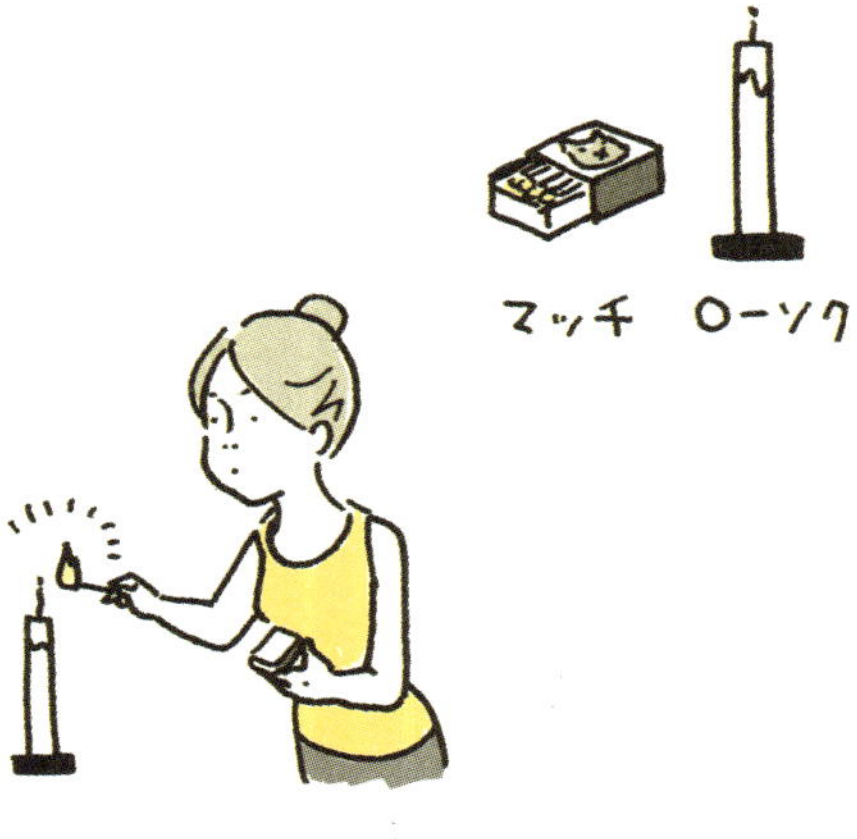

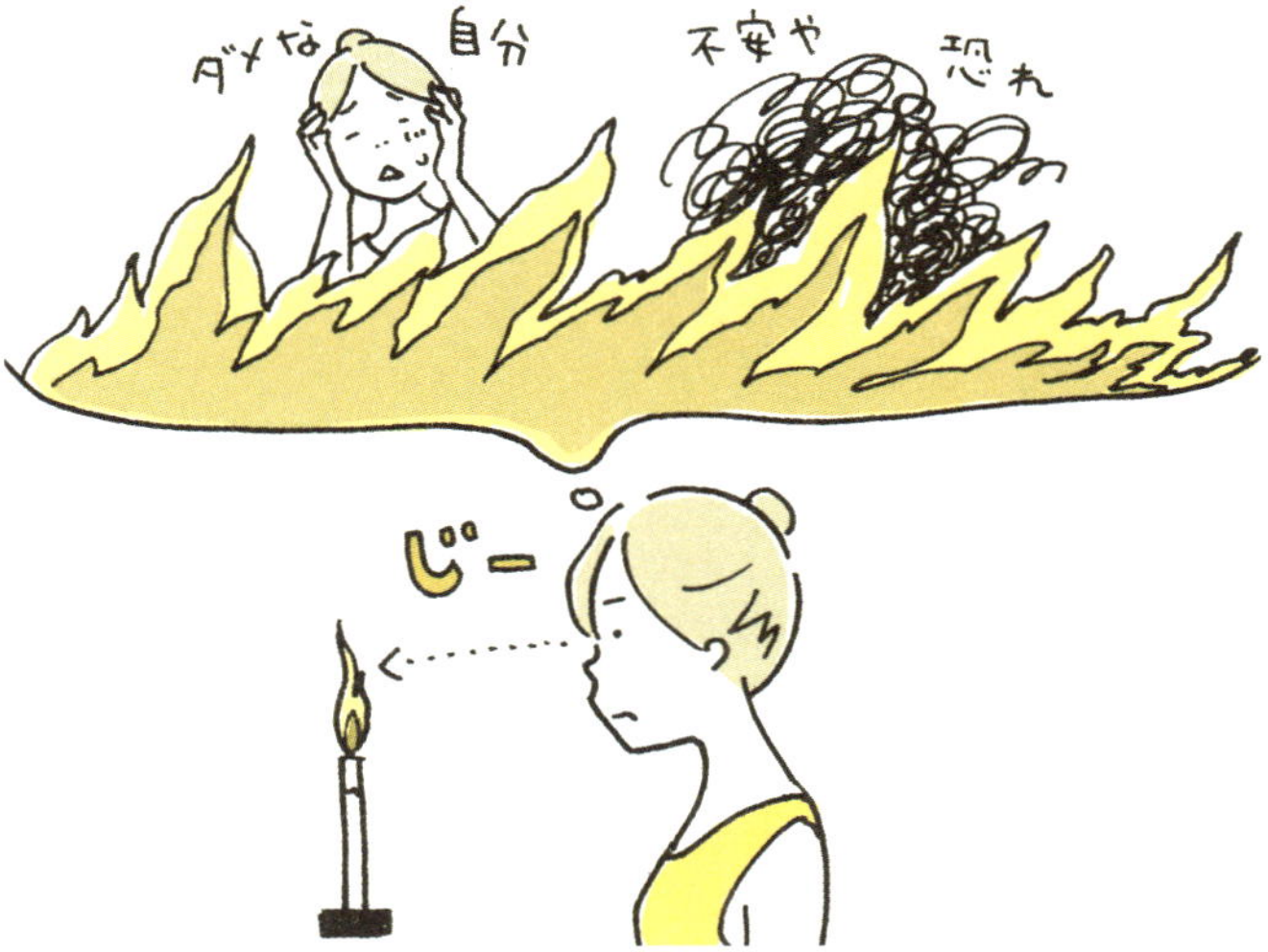


コツは　炎だけに集中すること。雑念が燃えていくイメージができたら、心の働き（思考と感情）は静かになっていきます。すると、「自分」＝「思考」、「自分」＝「感情」と、妄信している状態から、「自分」≠「思考」、「自分」≠「感情」のように、自分と心を断ち切ることができます。

**効果**

- **ネガティブな感情を燃やし、心をリセットできる**
- **ずっと頭の中に渦巻いていた思いを断ち切れる**
- **自分と思考や感情を切り離せる**

# 第5章

# 身体を整える1分間瞑想法

# 気の流れを整える

「キレイな人が元気とは限りませんが、元気な人はキレイです」

これは元ＡＫＢ48の前田敦子さんが出演するテレビＣＭ（大正製薬のリポビタンファイン）のキャッチコピーです。

たしかに元気な人はキレイで輝いて見えます。モデルや俳優が美しい、かっこいいと思えるのは健康的だからかもしれません。

元気という字は「元《もと》」の「気《き》」と書きます。

つまり**元通りの気の状態に戻すことが、元気になる（元の気になる）**ということです。

心と身体が健やかな状態とは、細胞の隅々まで新鮮な血液や気が流れている状態のこと。つまり、「元気」とは「気」の流れがいいことと言えます。

「気」の流れがいいと肌ツヤがよくなり、自信も持ちやすいのです。

瞑想を深めるにも、この「気」の流れがよいことが大事です。

なぜなら、気の流れがいいと、「気づき」が得やすくなり、感情もコントロールしやすくなるからです。

反対に、ストレスや疲れが蓄積して、気の流れが悪くなると、「気づき」にくくなり、さらに気の流れが滞ると、病気になります。とくに生活が不規則で、二日酔いだったり、寝てなかったり、身体が凝っていたり、食べすぎたりしていると、普段は気にならないようなちょっとしたことでも、感情的になりやすいのです。

心と身体がいい状態だと瞑想は自然と深まります。

日頃から、ヨガをしたり、身体を温め、血流や気の流れをよくすると、心が安定します。心身のベースができてくると、多少のことでもはねのけることができるのです。

本章では、身体と気の流れを整える習慣をお伝えしていきます。

# 運動で流れを整える

もっとも効果的なのが、運動です。

まず、20~30分ほど歩くこと。これだけで、心の状態が整い、頭の働きもよくなります。有酸素運動をすると、血行が改善して気の流れがよくなるだけでなく、セロトニンが分泌されます。

セロトニンは『幸せホルモン』とも言われ、心身の安定や心の安らぎ、ストレス発散に効果があり、心が楽になり、前向きな考えや行動を選択しやすくなります。

逆にこのセロトニンが不足すると、うつ病や不眠症などの精神疾患にかかりやすくなります。

心をいい状態に保ちたければ、セロトニンの分泌量を上げることがカギです。

では、このセロトニンの分泌量を上げるにはどうしたらいいのでしょうか？

セロトニンの分泌量を上げるために有効とされる行動が４つあります。

1 **運動**
2 **太陽の光を浴びる**
3 **呼吸法**
4 **スキンシップ（＝マッサージ）**

この中でもとくに大切なのが、運動なのです。

1日に30分ぐらい運動すると、抗うつ剤を1回打つぐらいのメンタル調整効果を得られるとも言われています。

たとえば、ひと駅分歩いたり、近くの公園を散歩したりするだけで構いません。時間があるときは、森や海などの自然を感じながら歩くのもいいでしょう。

その際、歩くときの足の裏の感覚に意識を向けたり、目に入る景色や肌に触れる風や音に意識を向けたりすると、心が静かになっていきます。

# お風呂で流れを整える「デトックス瞑想」

一日の終わりには、お風呂につかって浄化しましょう。

オススメは長めの半身浴です。

お風呂の温度は、38〜40度くらいのぬるめのお湯で、みぞおちまでつかっていると結構長時間お風呂につかれます。

20分以上はつかるようにしましょう。

熱いお湯に全身でつかったほうが効果的と思われがちですが、半身浴のほうが入浴中に血行や代謝もよくなり、疲れがよく取れます。

じわじわと汗をかいていくことで汗と一緒に余分な脂質、毛穴の汚れ、老廃物なども一緒に流れ出るので、デトックス効果も期待できます。

お湯の中で、身体に溜まった邪気を払うイメージでマッサージをしてみましょう。

上半身、肩から腕へなでるように、指から黒い煙がお風呂の湯に溶け込むイメージでさすって流します。下半身も、ももから足先へなでるように、黒い煙がお風呂の湯に溶け込むイメージでさすって流します。

その際、いろんな考えも感情も全部水に流すようにイメージします。こうして、心身を清浄に保つようにすると、瞑想も深まりやすくなります。

また塩を入れるとさらに浄化作用があります。塩は、精製されたものではなく、粗塩など、天然のものがいいでしょう。

## マッサージ＆ストレッチで身体を整える

半身浴後にマッサージやストレッチをしましょう。身体が硬くなると心も硬くなります。身体の柔軟性は「心の柔軟性」ともつながっているのです。

半身浴で身体をしっかり温めてマッサージすると、筋肉もほぐれやすいです。

全身の血行をよくすること、とりわけ下半身に血をよどませないことが大切です。

爪揉み、足つぼ、リンパマッサージ……など、とくに疲れているところを指で刺激して、むくみや緊張をほぐしていきましょう。まるで世界で最高のお客様をもてなすように自分で自分を癒やしてあげましょう。

お風呂でのストレッチは、足指を開いたり、足首回しをするのもオススメです。意外と顔周りもこわばっているので、変顔して表情筋を緩めるのもいいでしょう。

身体が緩み、血流がよくなり、気の流れがよくなると心と身体が元気になります。身体が整うと心に余裕ができてストレスにも強くなります。

第1章の「調身」でも書きましたが、背筋を伸ばすだけで気の流れが変わります。私も、ヨガを始めて、背筋を伸ばすことを意識するようになりました。元々姿勢が悪かったのですが、何度も意識していったことで、真っすぐになりました。

瞑想で姿勢を意識したり、ヨガやピラティスで体幹を鍛えたりすると、瞑想も深まりやすくなります。

# デトックス瞑想

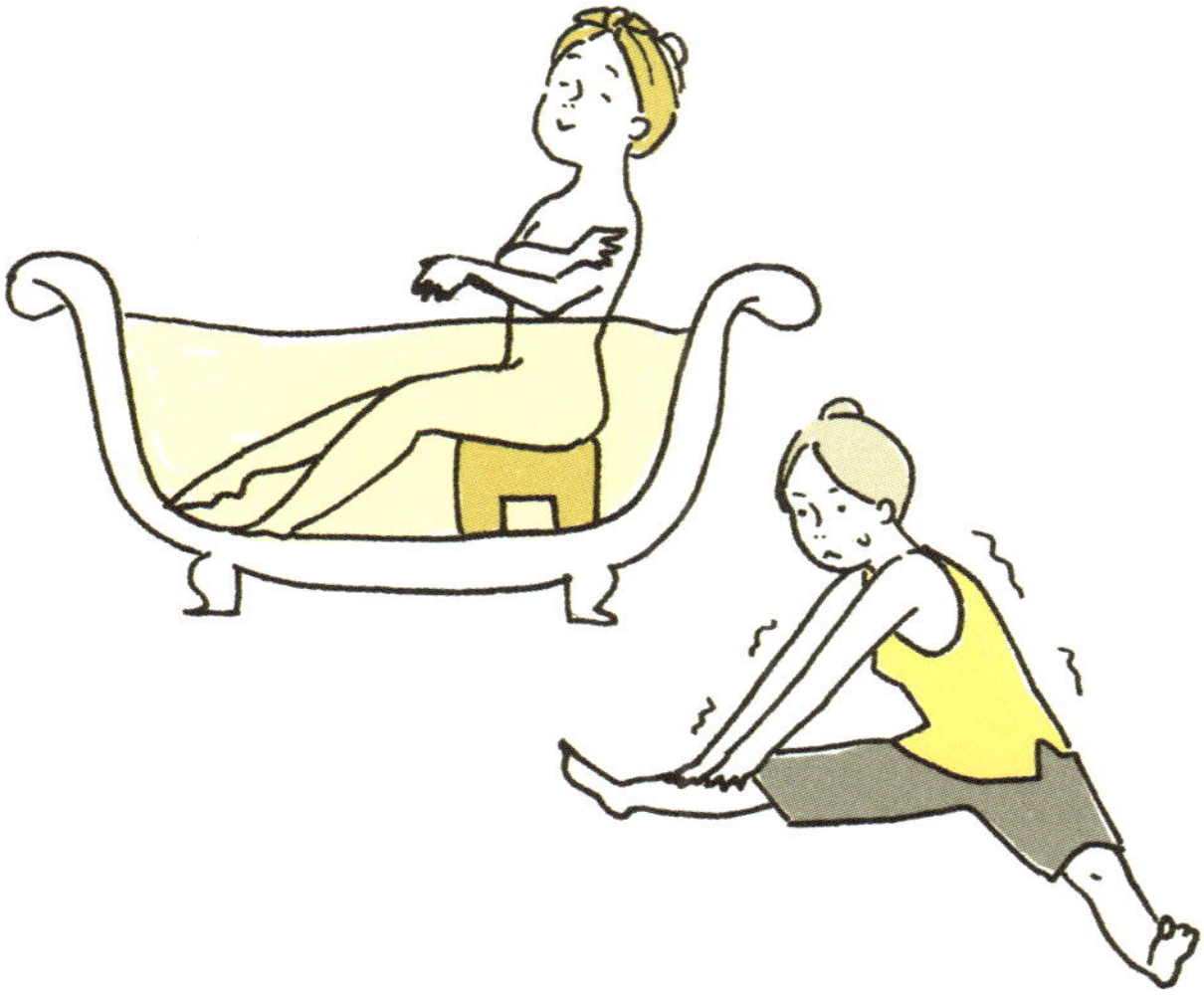

①半身浴をする
②身体の感覚をマインドフルに感じる
③瞑想もしくはマッサージする
④マッサージ＆ストレッチで身体をほぐす

**身体と気が整い、**
**健康になる**

# 食事瞑想

いろんな健康法のブームが次から次へとやってきて、いったいどれが正しいのかわからなくなってしまうほどですよね。

「朝食は食べたほうがいいのか？　食べないほうがいいのか？」
「肉を中心に食べたほうがいいのか？　野菜中心に食べたほうがいいのか？」
「玄米を食べたほうがいいのか？　白米のほうがいいのか？」

どの食事法にも理があり、そのどれもが正解であり、万人に合う食事法というのは、存在しないのだと私は思います。

大切なのは、自分に合っているかどうかです。

自分にとってそれが合っているかどうかは、試してみないとわかりません。

情報や知識に惑わされず、自分で実験してフィードバックを得て自分なりの健康法や病気の対処法を見つけることが大切です。

基本的なことは、次の6つです。

1. **食べすぎない**
2. **感謝して味わって食べる**
3. **水もしくはお白湯を飲む**
4. **水分を含んだ生のフルーツ、スムージー、青汁を摂る**
5. **よい想いでつくられたものを食べる**
6. **好きなものを食べる**

ひとつずつ見ていきましょう。

## 身体を整える食事の基本

### ▼1 食べすぎない

どんなに健康的な食事でも食べすぎると身体に毒です。とくに夜寝る前は、眠りの質も落ちるので、食べすぎは禁物です。食べたいかどうか、身体の声を聞きましょう。

私も、寝る3～4時間前は、なるべく食べないようにしています。

すると翌日の瞑想やヨガが深まりやすいのです。必要以上の食事はエネルギーの浪費と考えましょう。

### ▼2 感謝して味わって食べる

食べるときに、そのものに対して感謝しながら食べましょう。病気になる、健康に悪いと思って食べると、本当に気分が悪くなります。逆に、健康にいいと信じているものは、偽薬でも効果があります。自然の恵みや、つくってくれた人たちに感謝しながら、「いただきます」と「ご馳走さま」を唱えましょう。

### ▼3 水もしくは白湯を飲む

身体の約60%は水分です。1日に2～3ℓの水を何度かに分けて飲みましょう。お水は浄水器を通した水かミネラルウォーターがいいでしょう。寒い季節は白湯がオススメです。消化器官を温め代謝を高め、血液循環を促します。ダイエット効果だけでなく便秘解消、肌荒れ解消、デトックス効果もあります。

### ▼4 水分を含んだ生のフルーツ、スムージー、青汁を摂る

朝は、栄養満点のグリーンスムージーがオススメです。生のフルーツなどは消化に負担をかけずに酵素をたくさん取れ、しっかりビタミンとミネラルを補給できます。葉物野菜のスムージーは、栄養を効率的に取り入れることができ、便秘解消や血行促進にも役立ちます。

### ▼5 よい想いでつくられたものを食べる

思いを込めてつくられた、心と身体によい食事を食べると元気になります。できれば生産者がよい想いでつくってくれたものを選びましょう（自分でつくれるならさらによいです）。

### ▼6 好きなものを食べる

食事について、あまりこだわりすぎると疲れてしまいます。身体にいいものを食べるのも大事ですが、好きなものを食べるのも大事です。自分で考えて、栄養を気にするのはもちろん、身体が欲するものも素直に食べるようにしてみましょう。

「健康にはオーガニックなものがいいけれど、そうではないときもあるよね」

そんな緩い判断基準も、人生においては大事なのです。

そのときも1～4は意識してみてください。

# 身体を整える食事の基本

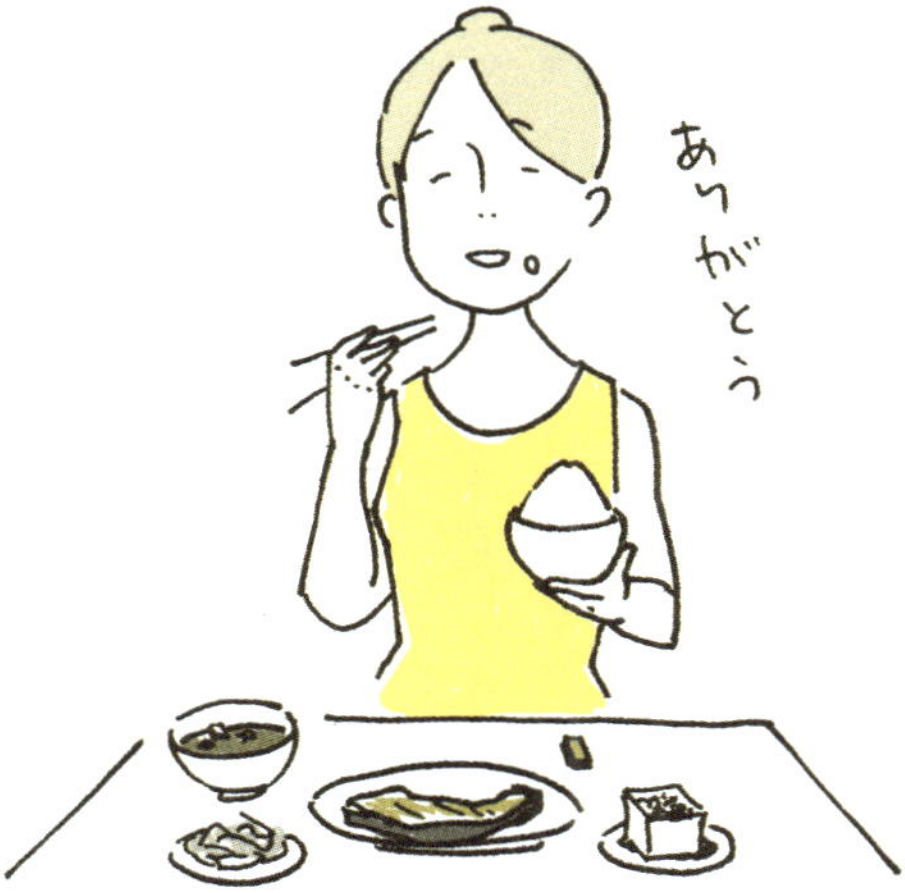


①食べすぎない

②感謝して味わって食べる

③水もしくは白湯を飲む

④水を含んだ生のフルーツ、スムージー、青汁を摂る

⑤よい想いでつくられたものを食べる

⑥好きなものを食べる

**好きなものを味わって感謝して食べよう**

# ホルモンバランスとリズムを整える
# 睡眠&起床法

また、美容と健康のためには、早く寝て、朝早く起きるほうがよいと言われます。不摂生や不規則な生活をすると心も不安定になりがちです。自然の理にかなった生活をすると心が安定し、考え方も自然と前向きになります。

それではなぜ、早寝がいいのでしょうか？

早寝がいい理由は、午後10時～午前2時の間が成長ホルモンの分泌がもっとも盛んになるからです。とくに午前0時に一番成長ホルモンの出る量が多くなるそうです。仕事があったり、たまに夜更かししたりするのもよいですが、予定がなければ、夜12時前には眠るようにしましょう。

また就寝、起床時間を一定にすると心が安定しやすくなります。

規則正しいリズムをつくる秘訣は、朝起きたら日光を浴びること。朝、日光を浴びると脳内でセロトニンがつくられます。セロトニンがたくさん分泌されると、精神的にとても安定します。

逆に、朝、日光に当たらないと、セロトニンが不足し、幸せ感や安心感を感じにくくなります。

日光を浴びることで、夜眠りやすくなり、幸せを感じやすくなります。

それでも眠れない人は、1日の中に20分程度の運動を取り入れてみましょう。そうすると、適度な疲労で熟睡できます。

## よい睡眠のためにやってはいけないこと

まず、不眠不休がもっともやってはいけないことです。深い睡眠でエネルギーを溜めていきましょう。私は、だいたい6〜8時間ほど眠るようしています。

また、長時間の昼寝を避けましょう。昼寝をしすぎると、身体のバイオリズムが乱れるので、20分くらいにしておきましょう。

そして、寝る前は、カフェインなどの刺激物や食事も控えるようにしましょう。内臓や脳が活性化され、睡眠の質を低下させます。

また寝る前にベッドでスマホやテレビを見るのも控えましょう。携帯電話やテレビに使用されているブルーライトを長時間見ていると、カフェイン同様の覚醒効果があり、眠くなくなります。

## 眠る前にオススメの習慣

オススメは、先にもご紹介したお風呂上がりのストレッチと瞑想です。

自分の好きなアロマの香り、音楽、キャンドルなどで部屋の照明を暗めにして、マインドフルに静かな時間を楽しみましょう。寝室をリラックスできる環境に整えて、就寝前の儀式を決めておくと、眠りやすくなります。

そして、寝る前はできるだけ楽しいことを考えましょう。

終わりよければすべてよし。先ほど、夜12時前までに寝たほうがいいと言いましたが、たとえその時間に眠れなくても、自分を責めたりしないようにしましょう。

心や身体が疲れているときは、ネガティブな思考が湧きがちです。ネガティブになりがちな人は、「よかった」と思えることを考えたり、基本の1分間瞑想をしたり、思いを書き出したりしましょう。ささいな出来事でもＯＫです。または、今日出会った人一人ひとりの顔を思い浮かべ、感謝するのも安眠につながります。

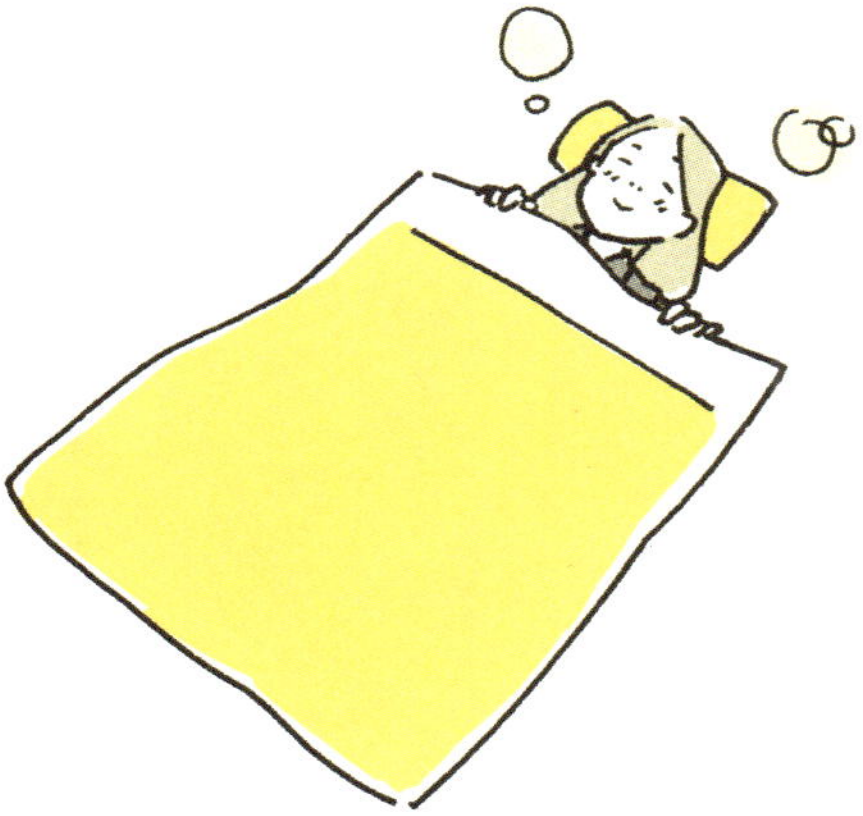

## 「何もしない時間」をつくると、エネルギーが溜まる

瞑想で唯一することと言えば、「何もしないこと」です。

つまり「今、存在していること」をただ感じている状態です。

常にどこかに向かって、忙しい私たちにとって、何もしない、自分だけの時間を持つことは大切です。

こんなことやって何の意味があるの？　と思われるかもしれません。

不思議に聞こえるかもしれませんが、「何もしないこと」で、心にエネルギーが溜まっていき、人生をよりパワフルに生きる力が得られるのです。


現代は、いろんな情報がまるで洪水のように押し寄せてきています。電車に乗れば、いろんな広告が目に入りますし、周りを見渡すと、みんなスマホや携帯を眺めて

います。スマホでＳＮＳを開けば、友人の状況をリアルタイムで知ることができる便利な時代です。

だからこそ、常に思考が働きすぎの状態になっています。増えすぎた情報がいつでもどこでも入ってくるようになったせいで、脳を休めることが難しくなったのです。

だから、**意識的に「何もしない時間を持つこと」がとても大切**なのです。

「何もしない、自分だけの時間」を持つことは、自分自身に精神的なエネルギー（肥料）をチャージすることです。

私も瞑想やヨガに出会い、「何もしない時間」を大切にすることで、心と身体にエネルギーが溜まり元気になりました。

罪悪感を感じる必要はありません。

しっかり休むからこそ、自然にやる気とエネルギーが湧いてくるのです。

精神的なエネルギー（肥料）をチャージすることで、自分の中にしっかりと根っこを生やすことができる。自分の深い部分と根っこでつながることができると、より安定して、上に向かって成長していくことができるのです。

## 思考もお休みさせる

瞑想で、「何もしない」といった場合、行為だけでなく思考も含まれます。「何もしないこと」を、別の言葉で置き換えると、次の通りです。

**「現状やありのままの自分を受け入れること、抵抗しない」**
**「自分自身を裁かない、感じていることをジャッジしない」**
**「何者でもない、あるがままの自分にくつろぐ」**

私たちは四六時中、考え事をしています。

よい妄想ばかりなら害はないのですが、大抵は、心配、不安、後悔、などと結びつき、ストレスや緊張を無意識に感じています。これが極端になると、うつや引きこもりになります。

実は、私も考えすぎてそうなったひとりです。そんなときに出会ったのが瞑想でした。

意図的に「何もしない」時間を持つことで、思考と距離ができて、悩みやストレスが軽減され、その分人生をよりよく生きるエネルギーが溜まっていきました。

考えない時間を持つことで、頭の中が整理され、その後の思考がよりシャープになるように感じています。

とくに毎日忙しくしている人ほど、仕事の間に頭のスイッチをオフにして、脳を休めてあげましょう。

煮詰まったとき、深刻になったとき、何もする気がしないときは、ただ感じるだけの時間を持つようにしましょう。

気が整う
身体が整う

# 気の流れを整える
# ジャンピング瞑想

立ってジャンプすることで、血流や気の流れを調整する瞑想です。シンプルなのでヨガより簡単にでき、座って瞑想する前に行うのも効果的です。

1 立って身体をゆらゆら揺らす

2 身体をシェイクし、ジャンプする

3 1分間、ジャンプし続ける

4 終わったら、余韻を感じる

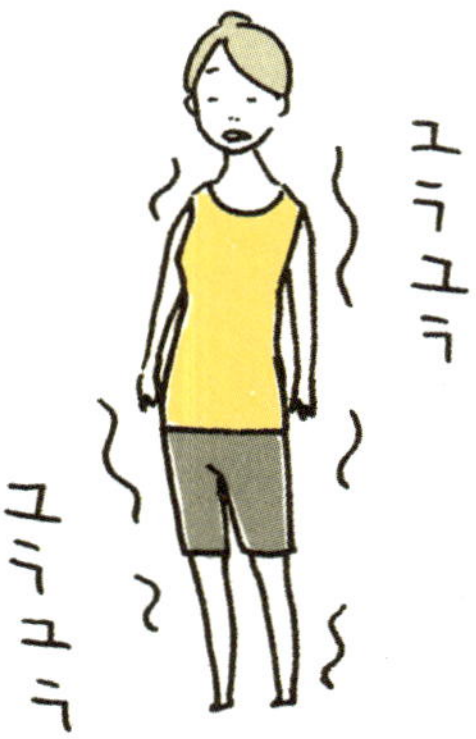

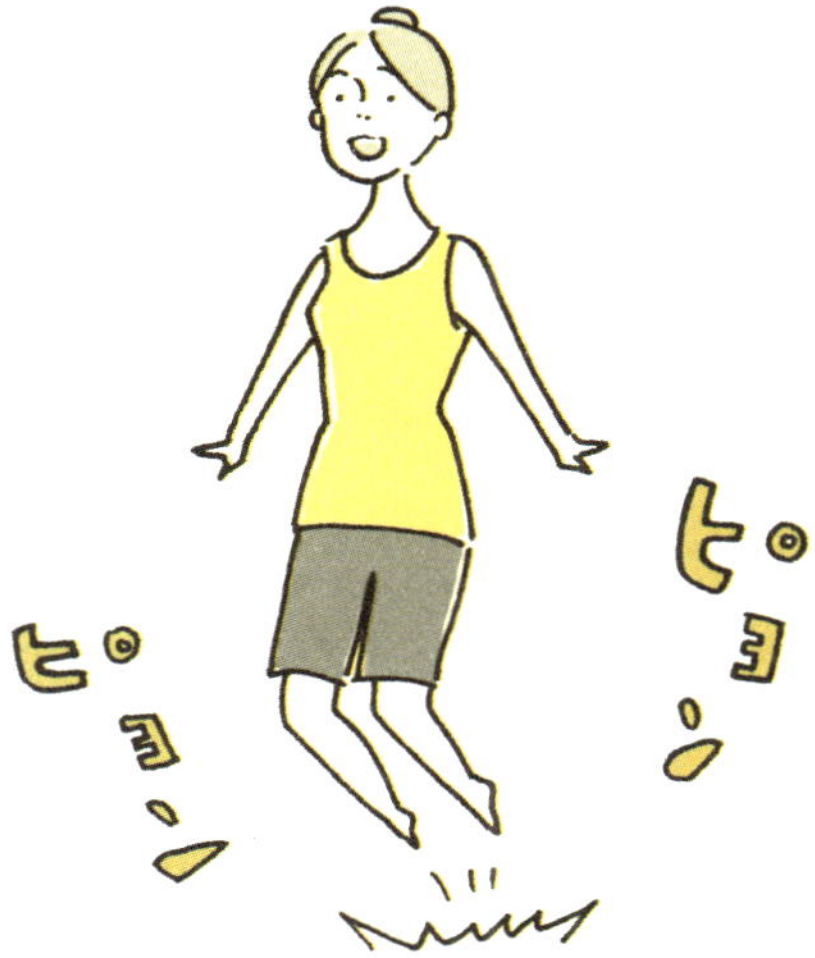


コツは、しっかりと身体を揺らすことです。慣れてきたら、揺する側から、その揺れを感じる側に回ります。その際、揺れの余韻を味わってみてください。
座ったままやる場合は、ジャンプだけするのではなく、身体をゆらゆらと揺らし、小さくシェイクするだけでも効果があります。

**効果**

- **気の流れと血液の流れが整う**
- **瞑想が深まりやすい**

# 第6章

# 環境と人間関係を整える1分間瞑想法

# 人は環境に左右される

あなたの身の回りにあるモノ、住んでいる場所、仕事、人間関係は、あなたの人生に大きな影響を与えています。

思考を変えたり、運動したり、気を整えたりすることも大事ですが、それと同じくらい大切なのが、あなたの周りの日常の環境がどうであるかなのです。

あなたが長い時間過ごす部屋はどんな状況ですか？

職場環境はどうでしょうか？

あなたがいつも一緒にいる友人、同僚はどんな人ですか？

自分を見つめ直したいと思ったときに行く場所はありますか？

**自分を変えたいと思ったら、「内側」だけでなく、「外側」も整えていきましょう。**

なかなか自分を変えられないと思っていても、環境を変えるだけで、驚くほど自分の内面が変わっていくことだってあります。

たとえば、美しい自然、神社などのパワースポットに行くと心が凛とするはず。呼吸がゆったりと深くなり、気持ちも落ち着いてくるはずです。

また、向上心のある人たちと一緒にいると自分もやる気になり行動したくなります。同様に、愚痴《ぐち》ばかり言っている人の多い職場にいたり、そんな居酒屋に行ったりすると、その波動の影響を受け、呼吸も浅くなり、なんだか愚痴を言いたくなったりするものです。

私たちはつながりや関係性の中で生きています。自分も誰かに影響を与えていますし、自分も誰かの影響を受けているのです。

この章のレッスンでは、あなたの周りの環境を整える方法をお伝えします。

# 好きなもの、好きな道具だけに囲まれてみよう

まず、最初に整えるべきは、あなたのもっとも長くいる場所。
それは自分の部屋です。

あなたの好きなものは何ですか？
どんな家具が好きですか？
居心地がいいと感じるのはどんな空間ですか？
どんな部屋だと落ち着きますか？

自分が好きなものを大切にしましょう。
自分が心落ち着き、心が躍り、ワクワクする、テンションが上がる、思わず笑顔に

なるモノに囲まれていると、幸せを感じるはずです。

好きな家具、花や香り、お気に入りのアイテムだけにして、心地よいリラックスできる空間を目指しましょう。

自分自身が安心できるスペースにいるとき、心と身体の緊張が緩み、リラックスします。心から安心できる空間で、緩める時間を持つことで、英気を養うことができます。

自分の才能や能力をもっとも引き出せるとき、それは、顔を真っ赤にして緊張させている状態ではなく、余分な力が抜けて、適度に緩んだときです。

自分が心からくつろげて安心できる、完全なノンストレス空間をつくってみてください。

部屋が整うと、人生について考える、仕事をする、休む……など、日常におけるあらゆる思考と行動のパフォーマンスが上がります。幸福度にも影響するでしょう。

清潔で、シンプルで、自分の安心できる空間で瞑想すると、よりリラックスできて、気づきの密度も変わってくるはずです。

# 瞑想ルームを整える

瞑想を深めるための自分だけの聖地をつくってみましょう。

キレイで、整理された空間（聖地）で瞑想すると、自然と瞑想が深まります。

聖地をつくるには、まず何かを足す前に、捨てることから始めましょう。不要なものは捨てることで、本当に必要なものが見えてくるはずです。

モノが片づいていて、整えられていて、掃除してあり、明るく、換気された空気がキレイな場所だと居心地がよくなります。

観葉植物やアロマ、キャンドルなど間接照明でも雰囲気が変わります。自分の好きなものを集めた祭壇をつくってみたりするのもオススメです。

私は、寝室を瞑想ルームにしているのですが、ここだけは常に片づいています。

寝具以外には家具を置かず、インドで買った象の神様（ガネーシャ）、マンダラ、観葉植物などだけ置いています。

その日の気分で間接照明の色を変え、サーキュレーターで外の空気を絶えず入れています。

忙しくなると、すべての部屋を片づけることは難しいかもしれませんが、寝室や瞑想ルームだけは常に片づけておきましょう。

自分の好きなものに囲まれた、キレイで快適な空間はいるだけでエネルギーをチャージすることができます。

# 捨てる

瞑想は、思考や雑念を「手放す」練習でもあります。

思考と同じで、多すぎるモノはそれだけで、エネルギーを浪費します。部屋の中にたくさんモノがあると、気が散ります。ゴミやガラクタは物質的な滞ったエネルギーであり、それを持つことで自分自身のエネルギーも滞ってしまいます。

今のままで満足している方、すでに部屋が片づいている方は、そのままでOK。

**「これから自分を変えたい！　人生の流れを変えたい！」と思った方は、まずはエネルギーレベルを落とすモノから捨てていきましょう。**

それまでのモノや考えを捨て、空っぽにすると、そのスペースに新しいモノや考えが入ってきます。すると、パターンが変わり、人生の流れが変わっていきます。

自分が成長すると、昔は必要だったモノや考え方が「もういらないモノ」に変わります。今の自分、これからの自分にふさわしくないモノ、「とりあえず」残しておいたモノも一気に捨ててみると、心もスッキリします。

サナギが蝶になるときに、それまでの古い殻を脱ぎ捨てるように、いらないモノを手放すことで、新しい自分に生まれ変わることができます。

## どうしても捨てられないときは？

現時点で、どうしても捨てられないモノは、見えないところにしまいましょう。そして、1年以上触ってないモノは、なくてもいいモノです。捨てましょう。

モノを捨てることは、過去への執着を手放すこと。過去への囚われを捨て、今自分が感じていることを大切にすることで、これからの未来が輝き始めます。

これは呼吸と同じです。息を吸おう吸おうとしてばかりだと吸えませんが、しっかりと息を吐き切ると、自然と息が入ってきます。

何かを得よう得ようとするよりも、不要なものを手放すことから始めましょう。

捨てるときに大切なのが、頭で考えすぎないことです。

頭で考えると、損得感情が働きます。

「もったいないかな」

「いつか使うかもしれない」

と思いがちです。

また本なども、片づけをしながら読み始めると、意外と面白く感じたり、また思い出のつまったものや書類も回想し始めたりと、捨てにくくなります。

人間の意思決定の量は決まっているので、片づけが長引くと、やる気と集中力がきれて、挫折します。するとなかなか捨てられないという負のサイクルが生まれます。


大切なのは、今この瞬間の皮膚感覚であり、身体感覚です。

ワクワクするか。

好きか嫌いか。

それを持ってみて嬉しいか。

身体で感じてみましょう。
そのモノに触れてみて、身体がどう反応するか心の目で見ていきましょう。
身体や呼吸がどんな風に変化しますか？

このように日常生活の中でも、マインドフルネスを実践することで、感度が高まり、自分の直感、ワクワクや、なんとなく感じていることを信頼できるようになります。

**本当に大切なものは？**
**本当にやりたいことは？**
**どんなライフスタイルを送りたい？**

モノとの対話を通して、自己理解が深まり、大切ではないモノを捨てることで、本当に大切なモノが浮き彫りになっていきます。

## エントロピーを小さくすると、瞑想が深まる

仕事をするときでも、瞑想をするときでも、汚い場所よりも、整理整頓されたキレイな場のほうが集中できます。心が落ち着き、自分の内側に集中できる感じがします。

一方で、散らかっていると、意識が分散します。

散らかっていると、それだけで、「あぁ、あんなところにあんなものが落ちてるなぁ」とか、「あとで掃除しないとなぁ」など、余計な思いが湧きやすくなります。

ほとんどは意識にはのぼらないレベルですが、たまに、ちらっと意識にのぼり、それで気が散るのです。

**気が散る理由は、そこに「わからない情報」があるからです。**

部屋の中にモノがたくさんあって、ゴミが散らかっていると、無意識レベルで、それらに気をとられます。

では、どうすればいいかというと、**その空間の「わからない情報」をなるべく減らすこと**です。

その空間に「わからない情報」が多ければ多いほど、その場にいるだけでエネルギーを奪われます。この「わからない情報量」のことを「エントロピー」と呼びます。

エントロピーというのは、元々は物理用語で、乱雑さや不規則さ、無秩序などの度合いを指します。

つまり、空間のエネルギーを高める、部屋をパワースポットにする、ということは、部屋の「エントロピーを小さくする」という言葉に置き換えられます。

**「部屋が片づいている状態」**（秩序ある状態）　↓　**エントロピーが小さい**

**「部屋が汚い状態」**（無秩序な状態）　↓　**エントロピーが大きい**

つまり、エントロピーが大きい状態とは、部屋が散らかって乱雑で、ゴミやほこりがいっぱいになっていること。無秩序で、混乱状態で、気が澱んでいる状態だと当然、エネルギー効率、生産性が低くなります。

エントロピーが小さい場所は、意識が分散しないので、そこにいるだけで落ち着いたり、呼吸が深くなったりします。

なんとなく雰囲気がいい、空気が澄んでいて、清らかな感じがします。あるいは、そこで仕事をすると集中できて、はかどるように感じるでしょう。

**禅のお寺で瞑想が深まるのは、エントロピーが小さいからです。また一流のホテルや、居心地のいいお店も、エントロピーが小さいように思います。**

ちなみに私はアップル製品をよく使うのですが、これも無駄な情報がなく、エントロピーが小さいように思います。

少し話を広げると、世界最大手の日本の自動車メーカー「トヨタ」では、職場環境を「カイゼン」することで高い〝成果〟を上げ続けています。「整理」「整頓」「清掃」「清潔」を徹底し、改善をシステム化することで業績を上げ続けています。

「何がどこにいくつあるか」が新人でもわかるほど整理・整頓しているそうです。

エントロピーが小さくなることで、無駄なエネルギーロスが少なくなり、エネルギー効率がよくなり発展していったわけです。

## 心のエントロピーも小さくしよう

エントロピー増大の法則には「宇宙は、時間とともに、エントロピーが増大する」というものがあります。つまり、

「この世界は、放っておくと、『秩序』から『無秩序』へ向かっていく」

ということです。具体的に言うと、

**「整理整頓された部屋も、そのまま自然にしておくとどんどん散らかっていく」**

ということです。

これは、心も同じです。

**心のエントロピーが大きくなると、常に、あれこれ考えすぎて、混乱状態になります。漠然とした不安や恐れを感じるかもしれませんし、心が曇っている感じがするかもしれません。**

心が散らかって分散すると、いろんなことに気が散るので、集中力や意志力が発揮されにくくなります。すでにある内側の幸せ、智慧、直感、創造性とつながりにくくなります。

瞑想は心のエントロピーを小さくします。

つまり、無意識に光を当てていくことで「わからない情報」や「偏ったモノの見方」「不要な思考」を手放せるようになります。その結果、脳内が整理され、思考がシンプルになるので、あれこれ考えすぎることが減っていくのです。

いろんなことが気にならなくなると、迷いがなくなり、その分、心の作業効率が上がり、集中力が高まります。また、すでにある内側の幸せ、智慧とつながりやすくなっていきます。

# エントロピーを小さくする

エントロピーは秩序・無秩序の度合いのこと。
エントロピーは自然と「小」から「大」に移行する

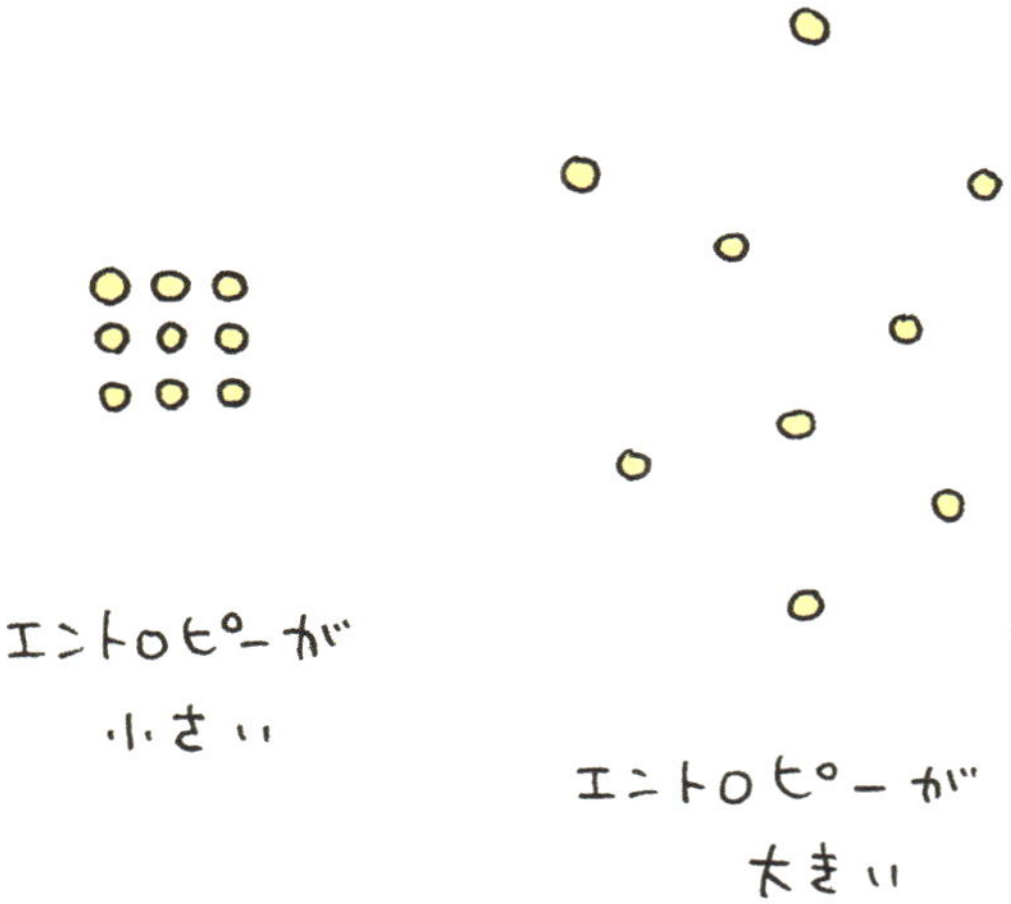


心も同じで、自然と乱雑で無秩序な思考が広がり続ける。瞑想をすることで、思考を秩序あるものにとどめられる。

**瞑想は心のエントロピーを小さくする技術**

# 心が整う場所に出かけよう

## パワースポットでマインドフルネス

気の流れがいい場所はパワースポットや聖地と呼ばれます。

日本では、富士山や伊勢神宮、海外では、セドナなど——。

また、聖地と言われるところには、雄大な自然がある場所（山や海、湖、木や岩など）が多いです。

神聖な雰囲気が漂う格式高い神社や仏閣にいくと、不思議と心が落ち着きますね。

私も旅が好きでこれまで世界中の聖地を回りましたが、そのような場所に行くと、清らかな空気が流れているように感じ呼吸も深くなります。

ときには癒やされ、ときには元気になったりします。

海外でも国内でも、別に近所でも構いません。近くの海や森、山、パワースポットを散歩してみましょう。植物の緑や水平線を眺めながら散歩するだけでも、心がリセットされます。

パワースポットには相性やタイミングもあると思います。目を閉じて身体の感覚が強くなるのか、弱くなるのか感じてみましょう。

そこで1分間、瞑想してみましょう。

## 自然からエネルギーチャージする

私が時々やるのがビーチを裸足で歩くことです。

裸足で歩くと石や土のデコボコに直接足ツボが刺激されて、脳や内臓器官が活性化する効果もあり、身体にもとてもよいのです。

さらには電磁波を放電する効果もあると言われています。電磁波の直接的な影響はまだ科学的にははっきりと解明されていませんが、身体によくないイメージがあります。

電磁波を除去する方法として「アーシング」というものがあります。

やり方は、靴や靴下を脱いで裸足で歩くだけ。

芝生やビーチを裸足で散歩したり、ヨガを行ったり、ごろんと芝生の上に寝転がってみたりするだけで電磁波を放電できるのです。

また、足の裏の感覚を使って、立ったまま瞑想したり、歩く瞑想をしたりするのもオススメです。


立ったまま瞑想する場合は、足の裏で呼吸を感じてみましょう。

息を吐くときは、足の裏から大地に不要なものを手放していくイメージをしてみてください。息を吸うときは、足の裏から大地のエネルギー(生命力、気)を吸い上げるイメージです。

足の裏で呼吸を感じると、自然と身体と心が安定していきます。地に足をつけたいとき、グラウンディングしたいとき、ぜひやってみてください。

# パワースポット瞑想

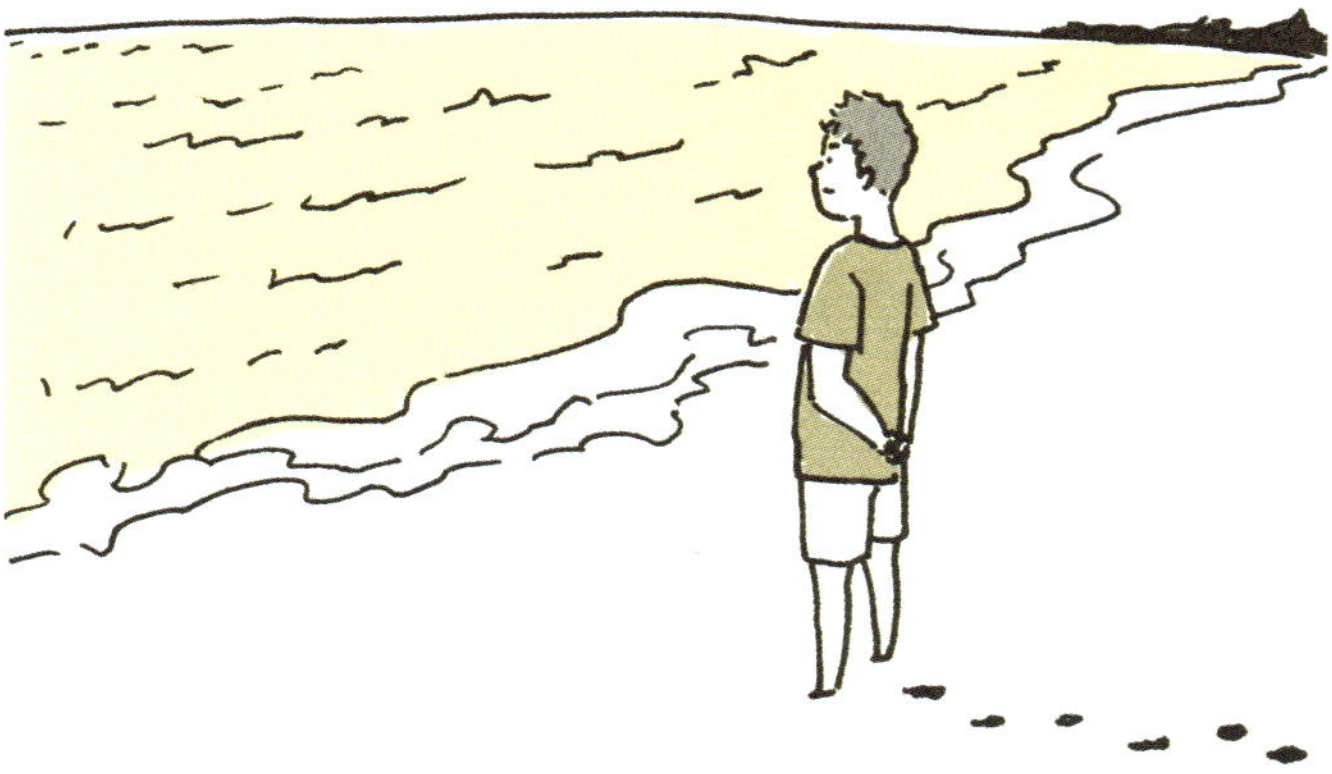

パワースポット（特定の山や海、湖、遺跡など）に足を運び、瞑想したり、自然に直接触れてみよう。エネルギーがチャージされ、マインドフルな状態で気が整います。

**自然のエネルギーチャージは**
**その場にいるだけでもOK**

# 悩みの9割は人間関係

悩みも幸せも人間関係から始まります。

会うたびに、「ね〜、聞いて！　私こんなに大変なの」っていう話を延々とされたり、「私は不幸です」的な話ばかりする人と一緒にいたりするのはしんどいですよね。余裕があれば聞いてあげられるかもしれませんが、やはり気分が落ちるので避けたいものです。

人間は、付き合う人の影響を必ず受けます。いつも不平、不満ばかり言う人や気の合わない人とは、無理に仲良くしなくていいんです。自分の正直な気持ちを大切にしましょう。

そんなときに大切なのは、**境界線を引く**こと。

**相手のすべての期待には応えない**、という決断をすることです。

「私は私、あなたはあなた」と割り切ってみてください。

相手からどう思われるかよりも、自分が感じていることを大切にしましょう。

たとえ、それが親や家族との関係性であっても、それに縛られると、自分が本来持っている可能性や自由を制限することになるかもしれません。

心地よく付き合える距離を探していきましょう。

**すべてのものには、最適な距離があります。お互いにとってよりよい関係を築くためには、適度な距離が必要です。**

生きづらくなったときは、人間関係を見直すチャンスです。あなたを縛っている関係性から、あなたを解放してあげましょう。

不要な人間関係をいったん手放し、まっさらなあなたで、「どう生きたいか？」「どんな自分になりたいか？」を考えてみましょう。

自分の素直な気持ちや欲求に気づき、自分がありのままであることを許可してあげましょう。

## 人間関係を整える

思考やモノと同じで、過剰な人間関係もエネルギーの浪費になります。その一方で、尊敬する人や、前向きで意識の高い仲間といると、エネルギーが溜まります。

ここで、人間関係に振り回されないためのワークをお伝えします。

まず、次の3つを明確にしてみてください。頭で考えても、紙に書き出すのでも構いません。どんな人生にしたいか、人生の方向性を定めるのです。

1 **自分が追求したいこと、極めたいことは、何か?**
2 **目指すべき自分の理想の姿は、どんな状態か?**
3 **全人生をかけて成し遂げたいことは、何か?**

次に、人間関係を選択しましょう。人との付き合い方でもっとも重要な「自分はどんな人間関係を持ちたいか」を意識的に考えている人は多くありません。

1 どんな人と距離を置くべきか？
2 どんな人が自分にとって必要なのか？
3 どんな人と一緒に働いたほうがいいのか？
4 どんな人の役に立ちたいのか？

この４つを明確にしてみてください。

付き合いたい人、付き合いたくない人を明確にするだけで、出会いが劇的に変わります。自分が付き合いたくない人、距離を置きたい人が明確になれば、その人たちとは距離を置いていけばいいのです。

基準を決めてしまえば、人間関係で悩むことは、だいぶ少なくなります。

自分と同じ目標や夢に向かって邁進《まい》している人と出会うと刺激を受けます。反対に、方向性が違う人と一緒にいると、否定的なことを言われることもあるでしょう。

それぞれ学びのステージがあるので、時期によって、付き合う人は変わって当然。

今までの人間関係とは別の人間関係と積極的に関わり、視野を広げていきましょう。

自分が望む人間関係が明確になったら、最後に1分間、瞑想してみましょう。

# 共感力を高める瞑想

次に、共感力を高める瞑想をお伝えします。

簡単に言うと、他者のポジティブな感情とネガティブな感情に共感する力を高めるワークです。これは仏教の慈悲喜捨《じひきしゃ》の実践がベースになっています。

「慈」は友情、仲間意識。「悲」は人の苦しみに共感しそれを取り除こうとする心。

「喜」は人の幸せを自分のことのように喜ぶ心。「捨」は平等、冷静な心。

一言で言うと、「愛」や「思いやり」です。

この4つを意識することで、心は安定し、静かで清らかになると言われています。

今日出会った人でも、同僚でも、取引先の人でも、電車で乗り合わせた人たちでも構いません。その人が目の前にいるかのようにその人の顔をありありとイメージします。


その人の人生を想像してみましょう。

まずはその人の悩み、苦しみに共感していきます。

その人が悲しんでいる姿を思い浮かべていきましょう。

がっかりしたり、怒ったり、混乱したり、うろたえたり、泣き崩れたりしています。

その人の悩み、苦しみを感じていきましょう。

その気持ちを想像してみましょう。


次に、その人の喜び、幸せに共感していきます。

その人が幸せなところを想像してみます。喜んだり、笑ったり、はしゃいだり、安らぎやつながりを感じています。

その気持ちを想像してみましょう。

最後に心の中で以下の言葉を唱えます。


「この人は、人生で、悩み、苦しみを経験しています。私と同じです」

「この人は、人生で、喜び、幸せを経験しています。私と同じです」

「この人は、幸せになりたいと願っています。私と同じです」

「この人が幸せでありますように」


こんなふうにその人の人生を思いやってみると、私もその人も同じだと感じます。

私もいつか死ぬし、私も幸せになりたいと思っているし、私も悩みを抱えている。

「私と同じだな」と思えます。

# 共感力を高める瞑想

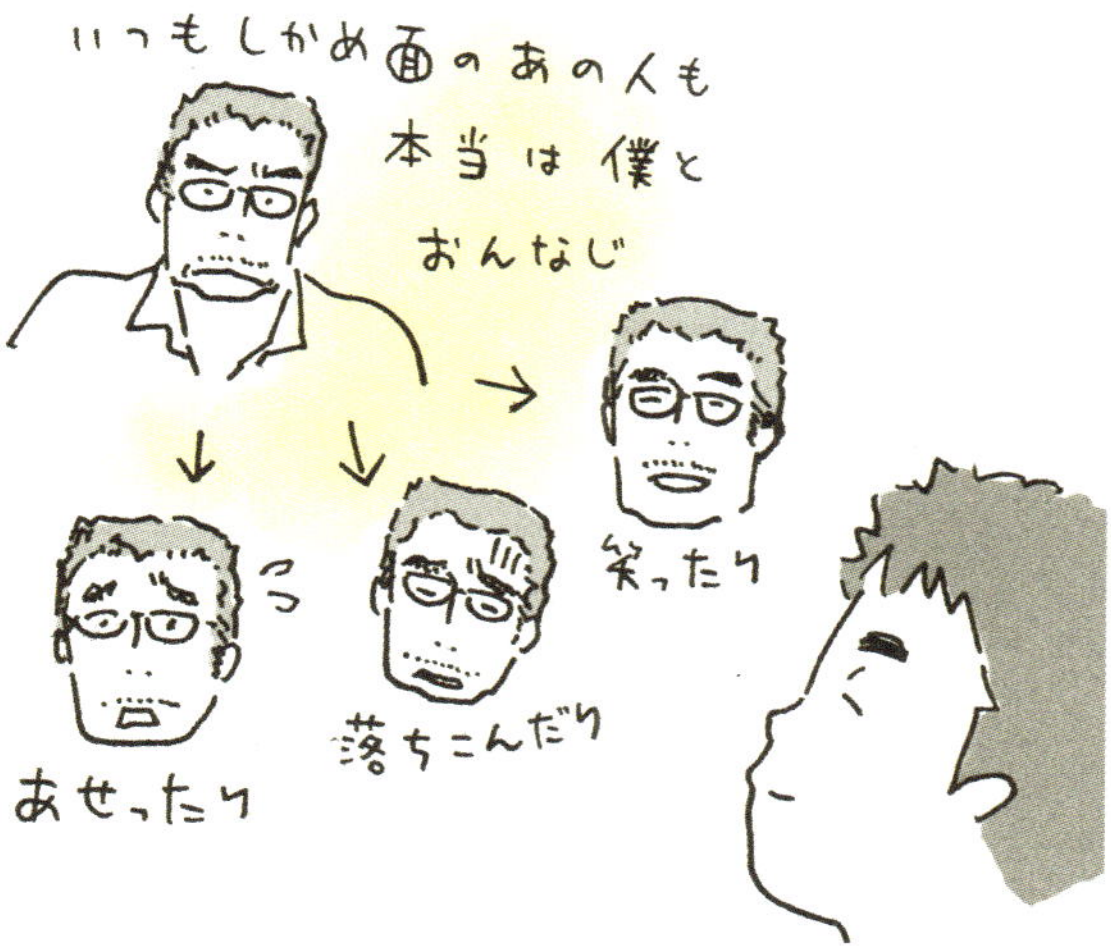
いつもしかめ面のあの人も
本当は僕と
おんなじ
あせったり
落ちこんだり
笑ったり

①今日出会った人、同僚など、その人の顔をイメージする
②その人の悩み、苦しみ、悲しみを想像する
③その人の喜び、幸せなところを想像する
④「この人も私と同じ」「この人が幸せでありますように」と祈る

**慈悲喜捨の4つを意識すると**
**心が穏やかになる**

# 感謝の瞑想

感謝をすると「私はすでに幸せである」という事実に気づくことができます。

この瞑想をすることで、自分がどれだけ恵まれているかに気づきます。

なぜ感謝を意識したほうがいいのかというと、**私たちの心は「ない」ものに目が行きやすく、すでに「ある」ものは当たり前になる**からです。

当たり前の中で埋もれがちな、小さな幸せ、豊かさ、愛に気づいている状態、それが感謝です。

**感謝の瞑想で感謝の筋力を鍛えていくと、たくさんのすでに「ある」ものに意識が向かいやすくなり、その心の波長が、感謝すべきことや状況をまた引き寄せます。**

すでに与えられているよきものに感謝し、素直に喜ぶことで、さらに多くの豊かさ、幸せを引き寄せます。

まずは「今、持っているもの」に幸せを感じていきましょう。

よく願望実現のメソッドなどで言われるのが、「すでに叶ったように感謝する」ということです。

自分が望むもの、リストアップしたことは、すでに予約注文ずみで実際にそうなります。「本当に、よかった。ありがたい！」と自分の潜在意識に語りかけ、臨場感たっぷりに想像すると叶うと言われたりします。

それを手に入れていない、実現していないうちから、「ありがとうございます！」とすでに手にしたかのように感謝していくのでも構いません。

**「ついてる」**

**「幸せだ」**

**「ありがとうございます」**

前向きな言葉やイメージを繰り返していくと、無意識の思考も前向きになります。

すると、思考のくせも、口ぐせも変わり、行動と結果も変わっていくのです。

# 人間関係が変わる慈悲の瞑想

大切な人を思い浮かべて、その人の幸せを祈る瞑想法です。
あなたの周りの人たちをリアルに思い浮かべ、祈りながら瞑想します。

1. 背筋を伸ばして座る
2. 親しい人たちを思い浮かべる
3. 「この人が幸せでありますように」と祈る
4. 祈りながら1分間瞑想する

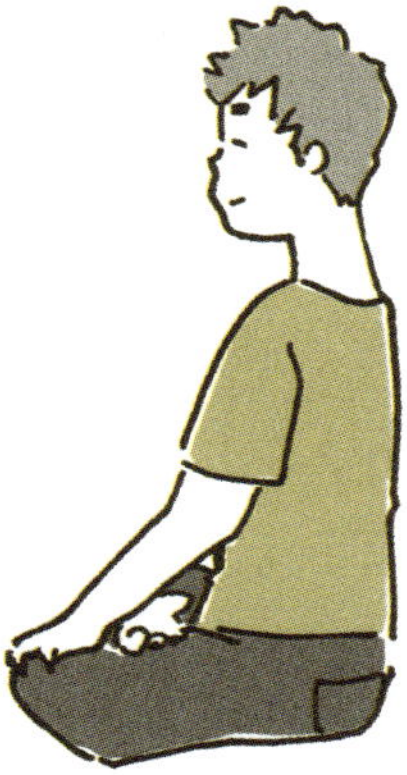

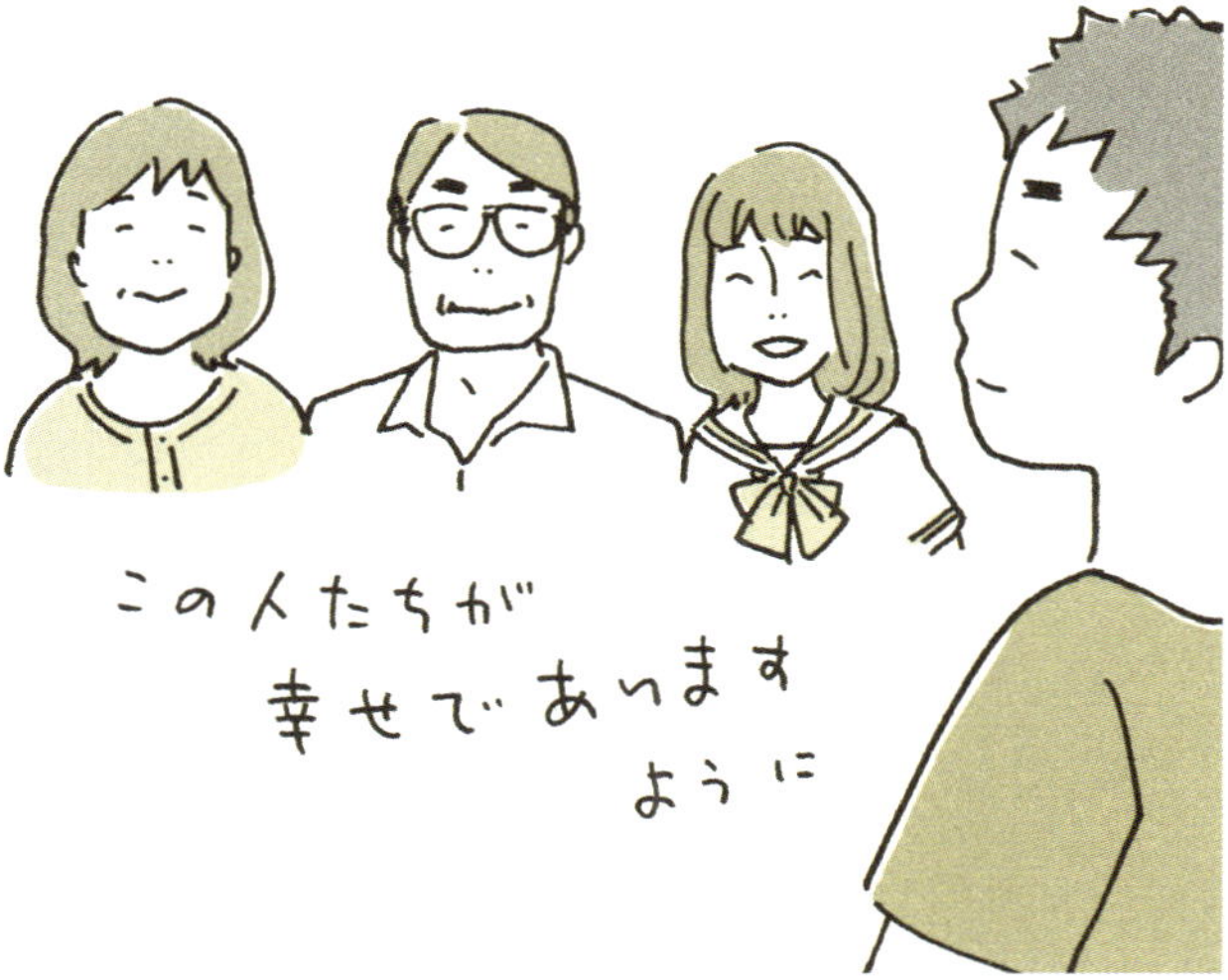


コツは、身近な人からイメージし、徐々に広げていくことです。

最初はパートナー、親、兄弟、姉妹、子供、親友などからイメージし、次に会社の同僚、さらには全然知らない他者までイメージしていきましょう。

「悩み苦しみから解放されますように。夢や願いが叶いますように」という言葉をつけ加えてもいいでしょう。

**効果**

- **つながりを感じる**
- **幸せになれる**
- **その人とのつながりを感じられる**
- **瞑想が深まりやすくなる**

# 第7章

# 自分に自信を持つ1分間瞑想法

# 自信がない人は、自分の人生を生きられない

本書の最後のレッスンは「自信」をつけることです。

自信があることほど強いものはなく、自信がないことほど弱いものはありません。困難にぶつかったとき、自信があれば、その状況を乗り越えることができます。しかし自信がないと、恐れに支配されたり、過剰にストレスを感じたりします。

また、周りに左右される傾向も強まります。

「自分がやっていることは間違っていないだろうか？」「上司はなんて思うだろうか？」「家族に反対されないだろうか？」など、周りが気になります。

自信がないということは、自分の人生を生きられないと同義なのです。

ですからまず、自分が自分自身を愛し、自分がやりたいことをやる、自分を尊敬し、愛情で満たしていくことが大切です。

# 謙遜はほどほどにして、自分の価値を認めてあげよう

謙虚さや謙遜を美徳とする日本人は、常に自分のことを「まだまだだ」と考えがちです。でも謙虚も度がすぎると、卑屈になります。

たとえば、「私なんてまだまだ。全然大したことありません」と言い続けると、その言葉は潜在意識に届くので、セルフイメージが下がります。

**自己評価が低くなり、自己卑下になると、自信がある人ならば大丈夫と思える状況でも、恐れや不安や心配を感じやすくなります。**

こんなことを言うと、「傲慢になりそう」と心配されるかもしれませんが、自分の気持ちや欲求を抑圧したり、自分自身を憎むことのほうがよっぽど害があると私は思います。自分の本音を押し込めていると、心を開いて人とつながることができなくなるからです。

まずは、自分の価値を自分が認めてあげましょう。

自分を受け入れ、認めることで、他者と、世界とつながることができるのです。

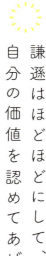

## セルフイメージを書き換える方法

それではセルフイメージを書き換えていきましょう。セルフイメージとは自分に対する信念のこと。ここで、信念についての言葉を紹介します。

> 私たちは生まれてから7歳くらいまでの間に、「思い込み」のプログラムのようなものができます。
>
> 宗教家・政治指導者　マハトマ・ガンジー

人には大きく分けて次の3つの思い込みがあります。

1 **自分に対する思い込み**
2 **他人に対する思い込み**
3 **世界に対する思い込み**

まず1は、**「自分のことを自分がどう見ているか」**です。

これがセルフイメージです。たとえば、「私は女だ」「私は恥ずかしがり屋だ」「自分はよく失敗する」など、ポジティブなものからネガティブなものまで、人それぞれに自分を定義しています。

次に2は、**「他の人間をどう思っているか」**です。

たとえば、「大人というのはいつも嘘をつく」「信じられるのは友人だけ」「○○さんは優しい」など、自分以外の存在に対する思い込みです。

最後に3は、**「世界や世の中をどう捉えているか」**です。

アドラー心理学では、この3つをひっくるめた信念体系を「ライフスタイル」と言っています。アドラー心理学では、「行動や思考は信念（ライフスタイル）から出てくる」と考え、その信念（ライフスタイル）は変えることができると言います。

もしも信念を自由に変えられるとしたら、あなたはどんな信念を持ったら幸せでしょう？

1 **自分には価値がある**
2 **他人は仲間**
3 **世界はひとつながりの生命**

こんなふうに思えると幸せですよね。

心から自分の価値を信じ、周りを仲間だと思えたならば、様々な対人関係の悩みは解消され、幸せに生きることができるでしょう。

しかし、今日から突然「私には価値がある」「私は素晴らしい存在だ」と信じてみようと思っても、急に信念は変わりません。

なぜなら、ガンジーが言うように信念は7歳ごろまでにすでにプログラムされているからです。

思考パターンや感情パターン、行動パターン、その根っこにある信念は、育った環境、過去の重要な出来事、知識、過去の結果などによってつくられます。

もしも、小さな頃に、毎日親から「あなたはダメな子だね」と言われ続けたとしたら、「私＝ダメ」という信念が潜在意識に刷り込まれています。

この信念を変えるには、繰り返し、繰り返し、「意識する」必要があります。

しばらくは、「私はダメだ」と「私は素晴らしい存在だ」という2つの信念の間を行ったり来たりします。だから、気づいて戻し、気づいて戻しを繰り返す必要があるのです。

このセルフイメージを変え、高めていくための様々な方法をご紹介しています。

もちろんすべてをやる必要はありません。

とくにピンとくるものだけをやってみてください。

# 内側も外側もキレイな人は、自分をののしらない

まずは、自分をののしらないことです。

「自分はダメな人間だ」「私は素晴らしい存在だ」、どちらも勝手な思い込みで、自分がそのように信じているだけ。

どちらの色眼鏡で見るかで、見える世界はすべて変わります。

「自分はダメな人間だ」と信じていると、出来事や人間関係を通して、「自分はダメな人間だ」というところが目につき、その信念が強化されます。

「私は素晴らしい存在だ」と信じていると、出来事や人間関係を通して、「私は素晴らしい存在だ」というところが目につき、その信念が強化されます。

だから、もしもこれまでの経験から、「自分はダメな人間だ」と信じているとしたら、その勘違いを上書きしていったほうがいいのです。

根拠のない自信、幸せな思い込みを、自分に信じ込ませることが大切です。

やり方は簡単。

たとえば、これまで「ついてないなぁ」と無意識に考えていたとしたら、その反対のことを意識的に行えばいいのです。

「自分は運がいい」と勝手に思い込むのです。

最初は信じられなくても、思い込もうとしてみてください。すると、「運のいいところ」が目につくようになります。

そして、不思議と幸せがやってきます。幸せにアンテナを張ることで、すでにあるたくさんの幸せに気づきやすくなるのです。

こうなると、幸せなことがどんどん引き寄せられ、幸せの好循環が起こるようになります。

いい思い込みには何の根拠もいりません。そもそも、悪い思い込みも、何の根拠もなくあなたが信じているにすぎないのですから。

# 口ぐせでセルフイメージを変える

口ぐせについては、第3章でもご紹介しました。自分に自信を持つということにおいても口ぐせはとても重要です。


「どうせ私なんて……」

「男なんてどうせみんな◯◯に決まっている」

「自信なんてないなぁ……」

「出逢いがないなぁ……」

「ついてないなぁ……」

「やっぱりダメだ……」

「わっ、最悪！」

などは、「幸せを遠ざける口ぐせ」です。もしも、そんな口ぐせのパターンに気づいたら、「って思ったけど本当?」と頭の中で唱えてみましょう。

あるいは、「手放します!」と宣言してみましょう。

毎回繰り返すと、徐々にその思考や言葉が出なくなってきます。

また、誰か憧れの人、お手本にしたい人がいたら、その人の考え方、振る舞いを真似してみるのもいいでしょう(これをモデリングといいます)。

最初は演技でもいい。

嘘くさくてもいい。

言葉や振る舞いを変えていきましょう。すると、徐々に、その「あり方」が馴染んで、そっちが当たり前になります。

# 無条件、無根拠の自信を持つ

自信を持つ上で大切なのは、根拠がないことです。

「〜だから、自信がある」ではなく、「理由はないけど、自信がある」でいい。

条件づきの自信、根拠がある自信は、その行為や結果がなくなったら揺らぎます。

**もっとも安定して強いのは、無条件の自信、無根拠の自信**です。

これを養うには、自己受容を深める必要があります。簡単に言えば、特別ではない自分そのものに価値があると認めることです。

承認欲求が強いのは、「自分は存在するだけで価値がある」と信じていないからです。

競争化社会の中で「〜ができない自分は価値がない」と思い込んでいるのかもしれ

ません。

そのような思い込みに気づいたら、それを緩めていきましょう。

ありのままの自分を受け入れ、何をしようと何をしまいと関係なく、「私は私である」だけで価値があると認めていきましょう。

何かを達成して、特別な自分になって、他者からの承認を得る必要はありません。

まだ何も達成していない、何者でもない自分を認めてもいいんです。

無条件に自分を愛するとは、

「何をやっても、何をやらなくても、私は私を愛している」

「自分が世界で最低最悪な人間だとしても、それでも私は私を愛している」

ということです。

つまり、**素晴らしいところも、ダメなところも含めた自分、存在そのものを愛することが大事**です。

まず、自分が自分に愛を与えてあげましょう。愛を自給自足するのです。

## 自分に愛を与える方法

自分のことを大切にできない人は、人のことも大切にできません。自分を愛せない人は、人からも愛してもらえません。

自分のことを大切にするということがよくわからないと思われるかもしれません。もっともわかりやすい方法は、体感として、自分の身体に愛情を伝えてあげることです。

たとえば、自分の身体をいたわって、セルフマッサージをしてみるのもいいでしょう。好きなこと、やりたいことをやるなどして、自分を喜ばせることをしましょう。

何かを達成したり、やりきったら、自分にご褒美をあげるのもいいでしょう。

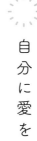

反対に、うまくいかなかったときや失敗したとき、落ち込んだときは、そんな自分を許してあげましょう。

一般的に、人は誰かの役に立っていると自信を持てるようになります。また目標を達成し、結果を出すことでも自信を持てるようになります。
でも、行動や結果だけで自分を認めると苦しくなります。
これは条件つきの自信です。
それができなくなったとき、それがなくなったときに、その自信は揺らぎます。
大切なのは、前提から変えること。

**何をしようと何をしまいと価値がある。**
**行為や結果ではなく、存在そのものに価値がある。**

この前提がないと、苦しくなります。
何かがあるから自信があるのではなく、私という生命そのものに自信を持つのです。
自分自身を親友のように見つめ、優しい言葉をかけてあげましょう。
それが自分を大切にすることにつながります。

# 他人を愛するエネルギーは、自分を愛することで生まれる

瞑想をすると、自分の中にいろんな人格の自分がいることに気づきます。

「お金はなくていい」と思う自分もいれば、「もっと稼ぎたい」と思う自分もいます。
「恋人が欲しい」と思う自分もいれば、「ひとりのほうが気楽」と思う自分もいます。
「目立ちたい」と思う自分もいれば、「目立たなくてもいい」と思う自分もいます。
「貢献したい」と思う自分もいれば、「何もしたくない」と思う自分もいます。

大人な自分も、子供っぽい自分も、思いやり深い自分も、わがままな自分も、超クールな自分も、暴力的な自分もいたりします。
本来、ひとつの固定したものや人格などありません。

私だけの欲求や感情、考え方というものもありません。湧いてくる思いや考えも、出会った人、本、環境などに影響を受けて変化していいます。ずっと変わらない人なんておらず、人は状況や時期によってコロコロと変化し続けるのです。

私は、**心の成長とは、完璧で理想的なありたい自分になるのではなく、ありのままの自分を受け入れて、現状の自分にOKを出すこと**だと思っています。

それは、自分の中にあるいろんな感情や欲求に気づいて受け入れることです。

一見、矛盾するような様々な自分を認め、統合していくことで、人は成長します。

しかし、自己肯定感が低く、承認欲求が強すぎると、それができなくなります。

**本当は、自分の中にもいろんな側面（A、B、C、D、E）があるのに、人から嫌われない側面（A）しか出せなくなってしまうのです。**

本当はB、C、D、Eも自分なのに、「自分はAという人間」と固定化されるのです。すると、自分の中にあるB、C、D、Eという側面は封印されていきます。

## 投影の法則

さらに別の角度から見ていくと、自分の中でジャッジしている側面（B、C、D、E）を、他人が表現しているときも、ジャッジしたくなります。

自分がダメだと思って抑えている欲求や感情を、他人が存分に味わっていると、なんでかわからないけど、嫌悪したり、抑え込んだりしたくなるのです。

これを心理学では、**「投影の法則」**と言います。

自分の中の様々な側面を抑え込んでいると、他人とつながることが難しくなります。他人の欲求を認めたり、相手の気持ちに共感したりできなくなるのです。

**言い換えると、他人に対してイライラする、抑え込みたくなるときは、自分の中の「影（シャドー）」が反応しているときなのです。**

たとえば、楽して成功している友人を見てイライラするとしたら、自分の中の「楽して成功したい！」という欲求を抑圧しているのかもしれません。

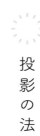

女性らしさを存分に表現している人を見て、イラッとしているとしたら、自分の中の「女性らしさ」を抑圧しているのかもしれません。

このように日常生活で感じる感情をマインドフルに見つめ、「自分の中の何が反応しているのだろう？」と見ていくと、自己理解が格段に深まり、人間関係のイライラは減少します。

人間関係を通して自分の様々な側面に気づき、受け入れ、認めていくことで「ここにいていいんだ」「これでいいんだ」という感覚が強くなっていきます。

日常生活でもマインドフルなあり方を実践し、気づきと受容を深めることで、自分の気持ちや欲求を大切にすることができるようになります。すると、自分らしく生きることができるようになるのです。

# 自分を愛で満たす方法

では、どうすれば、自分を「愛」で満たしていくことができるのでしょうか？
具体的には、以下の2つのことを意識するといいでしょう。

**1 自分の本音に気づくこと**
**2 それを〝適切〟な形で満たしてあげること**

この2つを意識することで、自分を愛し、内側を満たすことができます。
まず、自分の本音に気づくとは、

自分が幸せを感じることは何か？

自分が本当にやりたいことは何か？

本当はイヤだと感じていることは何か？

やりたくないのに、やらせていることは何か？

ずっと我慢していることは何か？


などの正直な気持ちや欲求を認めてあげることです。一言で言うと、**「本当はやりたくないことをやめて、本当にやりたいことをやろう。今できる範囲で」**ということになります。


しかし、これまで日常生活の中でいろんな役割を長い間演じ、本音を押し込めるのがくせになっていて、「本当はやりたいけど、できるわけない」などと思い込んでいるため、本音に気づくことが難しかったりします。

だからこそ、瞑想が必要なのです。

自分の心で起こっていることを観察し、「自分はどんな欲求・ニーズを持っているのか」「日頃から我慢していることは何か」に気づくことが大切です。

そして、明確になった欲求やニーズを健全な形で満たす方法を考え、それを実行していきましょう。

それは大きなことでなくてもいいのです。

小さなワクワクを叶えていくと、大きなワクワクもキャッチしやすくなります。

## 自分の感性を磨く瞑想

他人に対する尊敬や憧れ、イライラや嫉妬にはヒントが満載です。

自分が憧れている人、嫌いな人、好きな場所や物、ピンとくる本や考え方、心と身体で感じるすべてがメッセージです。

マインドフルに見つめていけば答えは必ず見つかります。

それは小さい頃、自分がやりたかったことかもしれません。

人から否定されて、無理だと思っていたことかもしれません。自分の夢だと思っていたことが、実は他人の理想や価値観だったりすることもあります。

「自分は何に喜びを感じているだろう？」

「何をしているときが一番幸せだろう？」

「何に対してイヤだと感じているだろう？」

「誰と一緒にいたいだろう？」

こんな風に、日々問いかけながら、できる範囲で行動し、心と身体で起こっていることを観察していくと、自分の本音に気づけるようになります。


好きなことに気づきましょう。

嫌いなことに気づきましょう。

好きなことを増やしましょう。

嫌いなことを減らしていきましょう。

部屋を掃除して整理整頓して、エントロピーを下げると、集中力や意志力が高まっていくように、イヤイヤやっていることをやめると、眠っていた自分の才能や能力が開花していきます。

自分がやっていて楽しいこと、幸せを感じることに意識を向けていきましょう。

# 「HAVE TO」を「WANT TO」に変える方法

「自分には価値がない」「今のままではダメだ」といったような不足、現状否定があると、「貢献しないと価値がない」といった焦り、恐れや不安が動機になります。
すべての動機を突き詰めると、愛か恐れの2種類しかない、と言われたりします。
また行動の動機は、HAVE TOよりWANT TOがいいと言われたりします。
その理由は、
**HAVE TO＝義務感、しないと大変なことになる＝恐れ**
**WANT TO＝これをしたい、してあげたい！＝愛**
だからです。
HAVE TO「するべき」「ねばならない」という思いが出てきたとき、その人の心の中は、義務感、恐怖や不安に支配されています。

人は、不安や恐怖に支配されると、それを抑え込むのにエネルギーを消費し、行動を起こすためのエネルギーが弱くなります。

また義務感、やらされ感で何かをする場合も、エネルギーを相当消費します。自分が意義を感じないものを、無理にやっても、やる気が湧いてきません。

好きでないこと、興味がないことは内側からエネルギー（情熱）が湧いてこないので、努力が必要です。がんばらないといけません。

一方で、WANT TO「したい」と思ったとき、心の中にイメージされているのは、得たい結果です。潜在意識は、イメージしたことを引き寄せます。得たい結果をイメージしているので、それが引き寄せられるのです。

自分がやりたいことをやるとき、エネルギーが内側から湧いてきます。自分が好きなこと、心からやりたいことは、その行為自体に喜びを感じます。

好きなことは努力がいりません。子供がゲームをするように自然とやっています。好きなことは誰に頼まれるでもなく継続的に学び続けます。

だから、うまくいきやすいし、続きやすいのです。

## 「だったら何が望みなの？」と問いかける

「やりたいから」「楽しいから」「好きだから」「分かち合いたいから」といった内発的な動機で、エネルギーを循環させることが大切です。

「自分はこうしたい！　本当はこんなことを望んでいるんだ！」ということが発見できれば、エネルギーが高まります。

「実現したい！」と心から思っていれば、誰だって自発的に行動できますよね。それこそが、波動の上がった状態で、内なる情熱、動機とつながった状態です。

この状態こそが、ひとつの最高の状態であり、その波動に合ったものが人生に招かれます。これこそが引き寄せの法則なのです。

もしも、「～するべき」「～ねばならない」と言ったり、思ったりしたら、「～したい」と言い直してみましょう。

それだけで動機の質が変わるかもしれません。

もしも、「〜したい」と言い換えてみて、違和感を感じたら、それは、本当にしたいことではないかもしれません。

無理にやるのは苦しいので、「受け入れてやる」か「やめる」か決めましょう。

こんな人生だけはイヤだ！　こんなの欲しくない！　こんな仕事はしたくない！

そんな素直な気持ちに気づいたら、それを反転させましょう。

「だったら何が望みなの？」

と問いかけるのです。

日常生活で、ポジティブ感情とネガティブ感情に気づき、そのコントラストによって、自分の本当の願望（WANT TO）とつながることができるはずです。

自信

自己愛

自己肯定感

ポジティブ

# 自分に自信を持つ1分間瞑想

自分に対して愛情を向ける練習です。毎朝、毎晩やることで、自分を否定しない思考のくせをつくります。時間がなければ、笑顔で接するだけでOKです。

1. 毎朝と寝る前、鏡に映った自分を見つめる
2. 伝えたい言葉を伝える
3. その後、胡座で座り1分間瞑想する
4. その際「自分を肯定する言葉」を頭の中で唱える

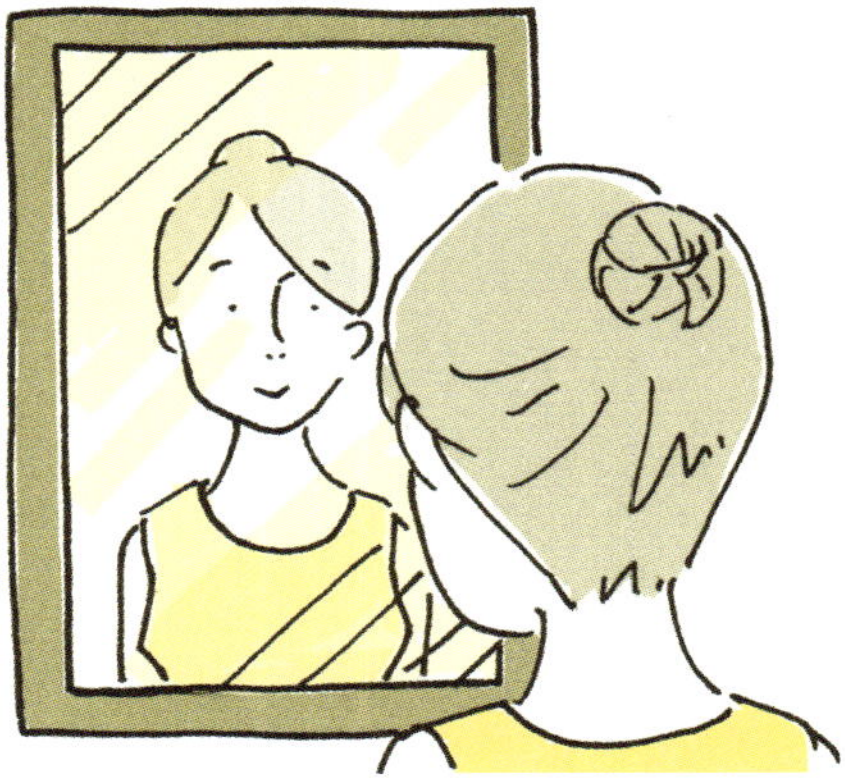

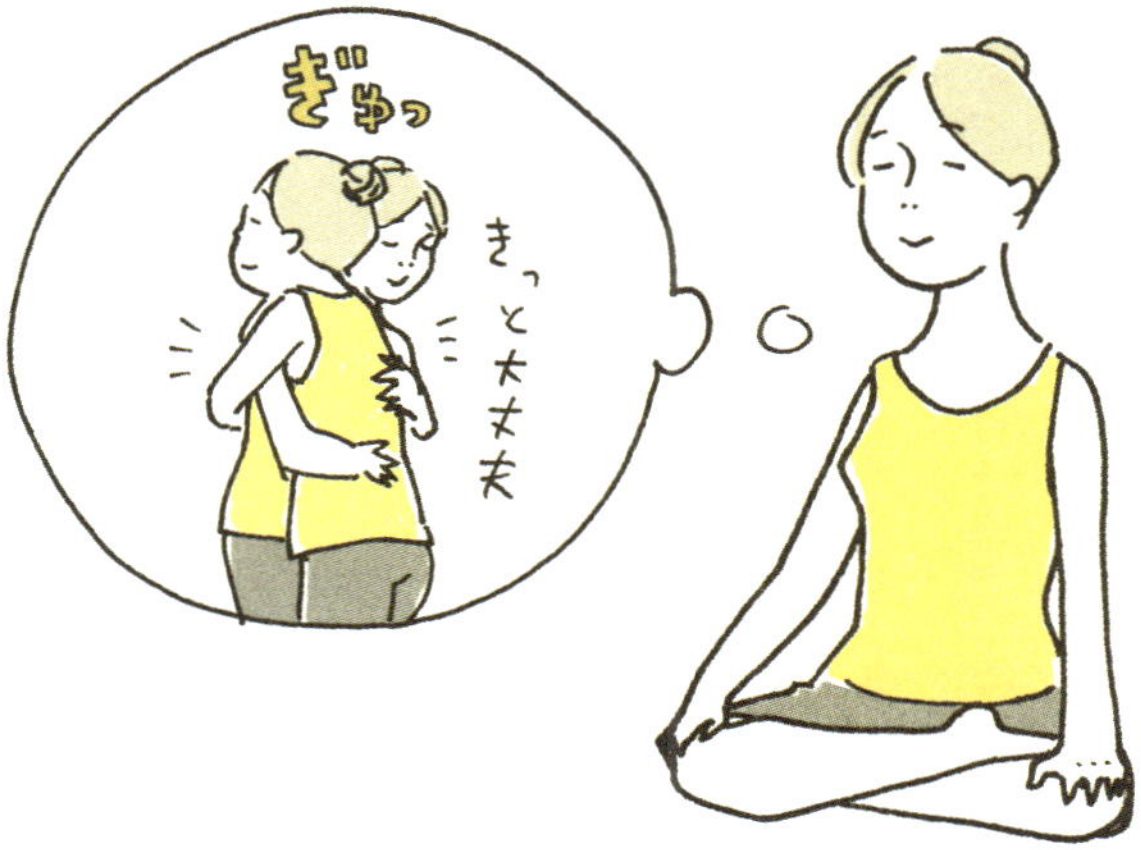


コツは、寝る前や寝起きにすることです。朝と夜、自分の目を見つめ、「あなたを愛している」「あなたは信念が強い」「私は素晴らしい存在である」「私は愛されている」「すべてうまくいっている」などと伝えましょう。ピンとくる言葉を探ってみるといいでしょう。

**効果**

- **ネガティブな信念を書き換えることができる**
- **セルフイメージが高まり、自分を好きになれる**

# おわりに

自分を大切にするとは、限りある、自分自身の生命である時間（＝今、ここ）を大切に生きることだと思います。

日常生活で感じる、豊かさ、喜び、笑い、成長など、日々の幸せに気づき、できる限り、それを増やし、噛みしめること。

エネルギーの高い場所、モノ、人、食事、考え方、言葉、情報に気づき、それらを取り入れること。

反対に、日常生活で感じる、緊張、ストレス、怒り、悲しみなど日々の不快感に気づき、できる限り、それを減らし、捨てること。

エネルギーの低い場所、モノ、人、食事、考え方、言葉、情報に気づき、それらを取り除くこと。

このような自分の本音に気づき整えることで、「あ～幸せだなぁ～」と感じることが増えていきます。

そして、そのために瞑想をはじめ、本書で紹介したエネルギーを溜める習慣を持ち、エネルギーを浪費するくせや習慣を減らしていくことが大切です。

日々、心の感度をピカピカに磨き、感じるセンサーを鍛えたり、感度を下げる心や身体の汚れ、偏りや曇りを取り除いておきましょう。

人間ですから、人の目、他人からの評価は気になります。

自分の本当にしたい仕事ではなく世間の評判が高い仕事を選んだり、他人に「立派な人だ」と思われたくて見栄ばかり張ったり、嫌われるのが怖くて「イヤだ」と言えなかったりすることもあるかもしれません。

でも、「他人がどう思うか?」「周りの人に何と言われるか?」に重きを置けば置くほど、自分が本当に求めているものが見えなくなります。

他人の意見や、外側のノイズをシャットダウンして、何もしない自分だけのひとりの時間を持ちましょう。

世間体や世の中の価値観、他人の期待に沿うための人生ではなく、自分で自分の人生を思い描きましょう。

心の声（ハート）に耳を澄ましましょう。

自分の本音に気づき、心で感じていることを大切にし、身体を慈しみ、いたわる時間を持ちましょう。

自分の心と身体、人間関係、空間、生活を大切にして、今この瞬間を丁寧に生きることで内側が満たされていきます。

どれだけ成功して大きな家に住んでいても、将来に対する不安を感じ、過去を思い返して後悔ばかりしていたら、幸福ではありません。

もしもその人が、地位や名誉、財産＝自分の存在価値としていたら、その人は、弱く、不安定になります。

なぜなら、地位や名誉、財産というものは、常に移ろっていくものだからです。無常であるものを拠り所にすると苦しくなります。

瞑想で、心と身体の働きを静かにしていくと、自分が「そのままで満ち足りた存在である」ということを思い出します。心の平安、喜び、今、ここの内側の幸せとつながることができるようになるのです。

このことを知識だけでなく実際に体感し、自覚することが本来の瞑想の目的です。

本書では、内側にある本当の幸せとつながるために、思考レベルで、物質レベルで、安心、安全な空間をつくるコツを紹介してきました。

この本が、あなたのお役に立てたら幸いです。いつかどこかで直接お会いできる日を楽しみにしています。

吉田昌生

## 【著者プロフィール】

## 吉田昌生（よしだ・まさお）

ヨガ・瞑想講師。YOGA BEING 真鶴代表。
日本ヨーガ瞑想協会 綿本ヨーガスタジオ講師。

20 代前半で精神的な不調和を経験したのをきっかけに、理想的な心と身体のあり方を瞑想、ヨガ、心理学などを通して研究する。インドをはじめ 35 カ国以上を巡り、様々な文化に触れながら各地の瞑想やヨガを実践する。

現在、神奈川、東京を中心に、ワークショップやセミナー、瞑想・ヨガクラスを指導。ヴィンヤサヨガ、ラージャヨガ、ハタヨガ、陰ヨガなど、アクティブなタイプの YOGA から静かな動きの少ない YOGA まで、すべての姿勢、動作、呼吸を瞑想として捉えた「マインドフルネス」をベースにしたヨガクラスを指導している。

著書に『1 日 10 分で自分を浄化する方法 マインドフルネス瞑想入門』『外資系エリートが実践する 100% 集中できてストレスをためない脳の鍛え方』（ともに WAVE 出版）などがある。

http://www.masaoyoshida.com

ブックデザイン／小口翔平＋山之口正和＋喜来詩織（tobufune）
イラスト／大崎メグミ
DTP／野中賢（システムタンク）
プロデュース・編集協力／鹿野哲平

# 1分間瞑想法

2016年11月1日　初版発行
2023年10月17日　9刷発行

著　者　吉田昌生
発行者　太田　宏
発行所　フォレスト出版株式会社
〒162-0824 東京都新宿区揚場町2-18　白宝ビル7F
電話　03-5229-5750（営業）
　　　03-5229-5757（編集）
URL　http://www.forestpub.co.jp

印刷・製本　萩原印刷株式会社

ISBN978-4-89451-733-2　Printed in Japan

# 読者限定
# 無料プレゼント

## １分間瞑想の
## ７つのエクササイズ
## 誘導瞑想音声ファイル

最後まで読んでいただき、ありがとうございました。
本書ご購入者限定で、本書の７つの瞑想をサポートする著者・吉田昌生氏の声による誘導音声ファイルをプレゼントします。ぜひ瞑想にご活用ください。

**この無料プレゼントを入手するには**
**コチラへアクセスしてください**

**http://frstp.jp/1meisou**

※本プレゼントは、WEB上で公開するものであり、CD・DVDなどをお送りするものではありません。

※上記無料プレゼントのご提供は予告なく終了となる場合がございます。予めご了承ください。